GRIMORIO DE LA SENDA DE LOS VENENOS

"Los lectores son conducidos a través del misterioso y a menudo malentendido mundo de las plantas venenosas. Nos sumergimos de lleno en los jardines prohibidos de la herbolaria para descubrir los secretos, la historia, el folclor, las recetas y las anécdotas precautorias que allí florecen. Tanto para aquellos que tienen un interés incipiente en la magia y la medicina herbal, como para las brujas verdes experimentadas, este libro es un recurso indispensable que profundiza en los aspectos sombríos del trabajo con plantas venenosas. El *Grimorio de la senda de los venenos* proporciona una perspectiva fresca sobre la delicada danza entre la medicina y el veneno".

NICOLETTE MIELE, AUTORA DE *RUNAS PARA LA BRUJA VERDE*

"Coby Michael nos guía hasta el rincón prohibido del jardín de la bruja, y nos revela el vínculo entre nuestro yo sombrío y las plantas venenosas. Coby disipa el miedo a estas plantas marginadas y su relación con lo oculto, sin eliminar la magia ni el misterio; por el contrario, profundiza nuestra conexión con ellas. Este libro representa valiosa visión de un tema poco conocido, que sorprenderá e iluminará a lectores de todas las prácticas".

KATE FREULER, AUTORA DE *MAGIC AT THE CROSSROADS*

"Coby Michael teje un tapiz de mitos, magia, alquimia y hechicería en este *tour de force* de la magia de las plantas. Las recetas, los rituales y las prácticas están claramente arraigados en las experiencias del autor que te impulsarán a profundizar en tu amor por las plantas venenosas y a conocer la sabiduría que tienen para compartir. El *Grimorio de la senda de los venenos* eleva a nuevos niveles la práctica de la magia verde".

NICHOLAS PEARSON, AUTOR DE *CRYSTALS FOR PSYCHIC SELF-DEFENSE*

"Siguiendo el ejemplo de Homero al hablar de Circe, Apolonio de Rodas llamó a Medea, su sobrina, *polifarmakos*, es decir "la que conoce o usa muchas drogas o medicamentos". En la legendaria búsqueda del Vellocino de Oro se unió a Jasón bautizado por Quirón con este nombre, que también implica conocimientos farmacológicos. Según la tradición alquímica, el *Aureum Vellus* no era una piel dorada de carnero, sino un valioso pergamino de piel de oveja que contenía una potente receta para un *pharmakon* mágico. Coby Michael ha demostrado ser un auténtico *polifarmakos* y el *Grimorio de la senda de los venenos* es nada menos que un auténtico *Aureum Vellus*".

P. D. NEWMAN, AUTOR DE *THEURGY*

"El *Grimorio de la senda de los venenos* es una mezcla de herbología respaldada por la ciencia, la historia, la praxis establecida del uso de los venenos y la experiencia personal... una adición deseable y bien desarrollada para la biblioteca de cualquier herborista".

KAMDEN CORNELL, AUTOR DE *THE TAMELESS PATH*

"Un libro excelente para quienes deseen profundizar sus raíces en los jardines de las sombras y adentrarse por el camino torcido con la ayuda de sus espíritus verdes más famosos e infames".

ALBERT BJÖRN SHIELL, AUTOR DE *ICELANDIC PLANT MAGIC*

"En su segundo libro, Coby profundiza en el camino del veneno y nos permite indagar al poner en nuestras manos muchos hilos del tapiz de la brujería y la gnosis vegetal".

LAURIE BIANCIOTTO, AUTORA DE *LA VOIE DU POISON*

"En el *Grimorio de la senda de los venenos* se nos presentan asombrosos ejemplos del profundo respeto que Coby tiene hacia la magia y la tradición vegetal, y de su novedoso enfoque sobre el tema".

VEX BLÒÐSTJARNA, OCULTISTA Y ESPECIALISTA EN MISTERIOS DEL NORTE

"Este grimorio encierra una sabiduría universal relacionada con las plantas venenosas y es adecuado para todo tipo de practicantes mágicos y herboristas. El enfoque filosófico de Coby sobre el camino del veneno transforma este libro en una guía no solo para realizar magia, sino también para contribuir al desarrollo espiritual".

V. FAEMANA, HERBORISTA ANIMISTA, ARTISTA Y MÚSICA

GRIMORIO DE LA SENDA DE LOS VENENOS

Herbolaria oscura, magia venenosa
y aliados siniestros

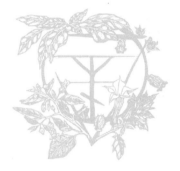

COBY MICHAEL

TRADUCCIÓN POR MARTHA BARANDA TORRES

Inner Traditions en Español
Rochester, Vermont

Inner Traditions en Español
One Park Street
Rochester, Vermont 05767
ww.InnerTraditions.com

Inner Traditions en Español es un sello de Inner Traditions International

Copyright © 2024 Coby Michael
Traducción © 2025 Inner Traditions International

Título original: *The Poison Path Grimoire: Dark Herbalism, Poison Magic, and Baneful Allies,* por Destiny Book, un sello de Inner Traditions International.

Todos los derechos reservados. Ninguna parte de este libro puede ser reproducida o utilizada en cualquier forma o por cualquier medio, electrónico o mecánico, incluyendo fotocopias y grabaciones, o por cualquier sistema de almacenamiento y recuperación de información, sin el permiso por escrito del editor. Ninguna parte de este libro puede ser utilizada o reproducida para entrenar tecnologías o sistemas de inteligencia artificial.

ISBN 979-8-88850-293-8 (impreso)
ISBN 979-8-88850-294-5 (libro electrónico)

Impreso y encuadernado en China por Reliance Printing Co., Ltd.

10 9 8 7 6 5 4 3 2 1

Diseño por Virginia Scott Bowman. Maquetación por Mantura Kabchi Abchi. Para la producción de este libro se usaron las fuentes Garamond Premier Pro y Gill Sans. Legacy Sans con Subversia y Nocturne Serif se usaron como fuentes de visualización.

Para enviar correspondencia al autor de este libro, envíe una carta a la atención de Inner Traditions • Bear & Company, One Park Street, Rochester, VT 05767, y le remitiremos la comunicación, o póngase en contacto directamente con el autor por **www.thepoisonersapothecary.com**.

Escanea el código QR y ahorra un 25 % en InnerTraditions.com. Explora más de 2000 títulos en español e inglés sobre espiritualidad, ocultismo, misterios antiguos, nuevas ciencias, salud holística y medicina natural.

◆

Este libro está dedicado a mi madre, Kelley,
a mis hermanas, Jenna, Jessica y Melissa,
y a todas las demás madres, hermanas e hijas
que me han apoyado a lo largo del camino.

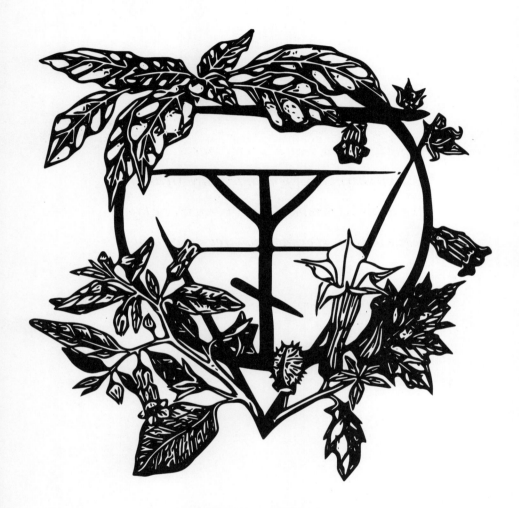

Obra de Scarlet Loring

Índice

Prólogo de Eimi OstaraMoon — ix

Reconocimientos — xiii

Introducción: La puerta hacia el otro huerto — 1

1 *Lingua Serpentis:* Hablar el lenguaje de la senda de los venenos — 7

2 Los venenos en contexto: Historia, mitología y cimientos ocultos — 20

3 *Venefica:* Las numerosas ramas de la senda de los venenos — 42

4 Herbolaria oscura: Transitar el mundo de las sombras — 81

5 Aliados botánicos: Recopilación de plantas para la senda de los venenos — 99

6 Compendio y *prácticum* de rituales: Crear una práctica para la senda de los venenos — 150

Palabras finales (espero que no sean las últimas) — 213

Obras citadas — 215

Índice analítico — 218

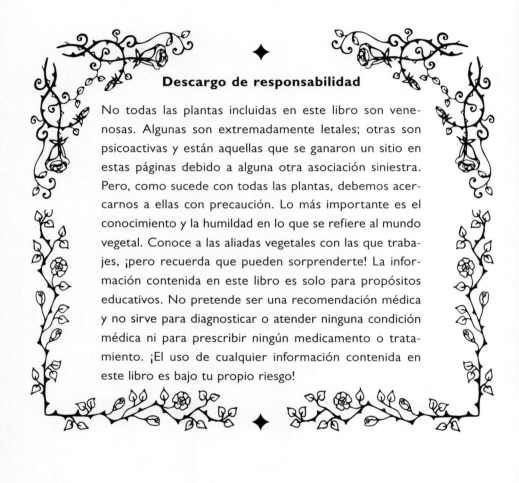

Descargo de responsabilidad

No todas las plantas incluidas en este libro son venenosas. Algunas son extremadamente letales; otras son psicoactivas y están aquellas que se ganaron un sitio en estas páginas debido a alguna otra asociación siniestra. Pero, como sucede con todas las plantas, debemos acercarnos a ellas con precaución. Lo más importante es el conocimiento y la humildad en lo que se refiere al mundo vegetal. Conoce a las aliadas vegetales con las que trabajes, ¡pero recuerda que pueden sorprenderte! La información contenida en este libro es solo para propósitos educativos. No pretende ser una recomendación médica y no sirve para diagnosticar o atender ninguna condición médica ni para prescribir ningún medicamento o tratamiento. ¡El uso de cualquier información contenida en este libro es bajo tu propio riesgo!

Prólogo

por Eimi OstaraMoon

Conocí a Coby hace algunos años a través de Instagram y de sus cursos por internet, cuando comencé a explorar la senda de los venenos. A pesar de que en aquel momento ya existían excelentes recursos como *Veneficium* y *Thirtheen Pathways of Occult Herbalism*, de Daniel A. Schulke, o la trilogía *Pharmaco*, de Dale Pendell, y de que muchos practicantes de larga trayectoria ofrecían valiosos consejos a través de blogs en línea, descubrí que la oferta de información de Coby era la más accesible. Ya sea mediante artículos escritos para *Patheos*, con sus folletos sobre la asociación de los planetas con hierbas nocivas o con sus cursos en línea sobre la magia de los venenos y ungüentos voladores, Coby comparte generosamente tanto los conocimientos técnicos como los ocultos, así como su experiencia personal con plantas y hongos venenosos. Su pasión por divulgar la sabiduría perdida sobre las plantas oscuras, abre la puerta, tanto a principiantes como a expertos en brujería, a un mundo maravilloso de plantas y hongos venenosos, y otras plantas aliadas olvidadas o frecuentemente ignoradas. Asistir a sus presentaciones, en persona o en línea, siempre es como escuchar a un amigo contar historias interesantes e informativas.

Coby no solo se apasiona por compartir el conocimiento y la magia de las plantas oscuras, sino también por conectar a todos aquellos que caminan por la senda de los venenos. *Botanica Obscura* que Coby inició en 2022, es una conferencia anual en línea para amantes de las plantas y de la brujería que comparten un aprecio profundo por la flora peligrosa, aunque sanadora, y en ocasiones por la fauna. Es una reunión de mentes para quienes andamos por el camino de la izquierda, curanderos y hechiceros, así como para aquellos que simplemente sienten curiosidad. Lo más importante es que allí es donde se forman amistades y conexiones y donde más puertas se abren para explorar otros misterios de las plantas y lo oculto. Como persona que apenas se inicia en la senda de los venenos, me sentí muy honrada cuando Coby me invitó a hacer presentaciones en la conferencia inaugural y en eventos posteriores. Aquella invitación me permitió conocer a increíbles especialistas en venenos, brujos y gente del mundo de las plantas, como Thomas Hatsis (alias "El historiador de las sustancias psicodélicas"), Harold Roth (autor de *The Witching Herbs*), Josh Williams (autor de *The Green Arte* y *Spiritual Herbalism*), Misha Nell (de Cypress Pillar Healing Arts en Sarasota, Florida), V. Faemana, Laurie Bianciotto, Matthew Venus (de Spiritus Arcanum en Peabody, Massachusetts) y muchos otros. En definitiva, agradezco a Coby por abrirme la puerta de la comunidad de la senda de los venenos.

También estoy agradecida por la amistad de Coby. Desde la primera vez que me pidió opinión sobre una de sus obras sobre plantas venenosas, hasta todas las ocasiones en que me ayudó a navegar circunstancias desafiantes, como el fallecimiento de mi padre, Coby ha estado a mi lado como mentor, colega y amigo. Siempre tuvo fe en mí mientras yo avanzaba con torpeza por la senda de los venenos y me inspiró a explorar y a expandir mi conocimiento del mundo de las plantas venenosas y la herbolaria oculta.

Si el primer libro de Coby, *Herbolario de la senda de los venenos,* es el conejo blanco que te conduce a la madriguera de la senda de los venenos, entonces *Grimorio de la senda de los venenos* es el gato de Cheshire que explica todos los detalles de este loco y fascinante país de las maravillas. Al explorar la función de los venenos y de las plantas venenosas en varios contextos históricos y culturales, desde la herbolaria vampírica hasta el trabajo en las sombras con hierbas nocivas, *ars aphrodisia*, y el uso de venenos en la medicina tradicional china, este libro nos muestra que no debemos temer a los venenos ni a las plantas venenosas, pues han sido parte de nuestra vida desde tiempos ancestrales. Sin embargo, por sus poderes mortales, destructivos y sanadores, sí exigen nuestro respeto y, por medio de este libro, Coby nos guía a través de la labor de establecer límites saludables para nuestra seguridad física y espiritual. *Grimorio de la senda de los venenos* es la continuación de *Herbolario de la senda de los venenos,* aunque también puede leerse como un texto independiente. Es la compañía perfecta para cualquier persona que desee explorar el lado esotérico de la senda de los venenos.

Eimi OstaraMoon, la bruja y apicultora detrás de la tienda en línea Poison and Bee, LLC, inició su viaje por la senda de los venenos con un puñado de semillas de *Datura innoxia* y el sueño de tener su propio huerto de plantas venenosas en su granja localizada en una zona rural de Texas. Con la ayuda de sus abejas, su huerto ha crecido y hoy cuenta con aliados siniestros como son las diferentes variedades de datura, beleño, solanáceas y mandrágora, así como varias hierbas mágicas, medicinales y culinarias. Como practicante de la herbolaria alquímica, la medicina herbal espiritual y la apicultura natural, Eimi enfoca su trabajo con plantas venenosas y abejas mediante la comprensión de su naturaleza y necesidades, y el desarrollo de una relación simbiótica y armónica entre plantas, insectos y humanos. "El veneno como medicina", tanto física como espiritual, es el principio guía que Eimi sigue en la senda de los venenos. La página web de Eimi es poisonandbee.com y también está en Instagram como @poisonplantwitchery.

Reconocimientos

Ha sido un largo viaje desde que comencé el trabajo para mi primer libro, *Herbolario de la senda de los venenos* (2021), y han pasado casi tres años desde su publicación. Ha habido mucho crecimiento (y muerte) durante los últimos años y me encuentro en un lugar que nunca imaginé, pero también es exactamente donde quería estar desde mucho tiempo atrás. No ha sido fácil y las mejores y más viscerales partes han ocurrido en las sombras, lejos de las miradas de los demás.

Ante todo, quiero reconocer, honrar y agradecer a los espíritus que han dado forma a este trabajo y que continúan guiándome con voces susurrantes y conocimiento interior. También reconozco y honro los sacrificios, lo que se dio y se tomó para que todo esto fuera posible. Honro y agradezco a los ancestros por las bendiciones que me han otorgado y a la ambición que me ha guiado a lograrlo.

Quisiera reconocer y agradecer a mi hermana Jess por todo lo que hemos vivido y aprendido juntos. ¡No tenía idea de lo que se pondría en movimiento cuando nos reunimos, ni de la increíble practicante de medicina herbal en que te convertirías! Gracias por ayudarme a convertirme en una mejor persona en materia de plantas, por recordarme por qué estamos aquí y por ayudarme a recuperar mis alas. Aunque nuestros caminos nos han llevado rincones opuestos del mundo, tú siempre estás cerca de mi corazón, en la luz de la luna y en el calor del fuego. ¡Estoy muy orgulloso de ser tu hermano!

La comunidad de la senda de los venenos es una de las más únicas, individualistas, genuinas y tolerantes que existen, con practicantes de todas las latitudes del planeta que comparten un interés por trabajar con plantas poderosas. Es un gran honor formar parte de esta red y compartirla con tantos individuos tan apasionados. El trabajo que todos hacemos es algo muy especial y la comunidad mágica en general aún no ha comprendido su enorme importancia.

Gracias a todos aquellos que han compartido su interés por este trabajo y que me han apoyado con el paso de los años. Siento gran humildad ante su confianza en algo como esto y lo asumo con mucha seriedad. Doy gracias a todos los que han leído mis artículos o que han asistido a mis clases y agradezco al apoyo de la comunidad digital. Con todos ustedes en mente, siempre me esfuerzo por impulsar y mejorar esta práctica a través de mi continua formación y experimentación, y por compartir el trabajo de otras personas.

La senda de los venenos es solo un nombre para un amplísimo paraguas de herbolaria oculta, y es a través del trabajo de una multitud de herboristas, practicantes de magia y psiconautas que estamos expandiendo nuestros conocimientos en esta área, obteniendo una nueva comprensión de las relaciones de nuestros aliados herbales y reconectándonos con el mundo natural. Quisiera reconocer en particular a Harold Roth, autor de *The Witching Herbs* (2017); a Júlia Carreras Tort de *Occvlta*, autora de *Land of the Goat: Witchcraft in the Pyrenees* (2023); y a Thomas Hatsis, autor de *The Witches' Ointment* (2015). Estos tres individuos figuran entre mis primeras influencias cuando comencé mi propia exploración.

A través de esta heterogénea comunidad de practicantes de magia y de personas relacionadas con plantas conectadas alrededor del mundo, he creado algunas amistades duraderas que surgen de un profundo nivel de comprensión y afinidad mutuas. Quiero extender mi más profunda gratitud a aquellos que me han apoyado desde los inicios, que se han convertido en amigos queridos y sin quienes no hubiera tenido el apoyo necesario cuando lo requería. ¡Gracias, Nicholas Pearson, autor de *Flower Essences from the Witch's Garden* (2022), por ayudar a un autor huérfano a encontrar un nuevo y feliz hogar! Gracias, Misha Nell, de Cypress Pillar Healing Arts, en Sarasota, Florida, por tu apoyo en este mundo y en el siguiente, y por ser una amiga amorosa para todos los seres venenosos y ponzoñosos que hay por ahí, ¡incluyéndome a mí! Gracias a Eimi OstaraMoon, de la tienda en línea Poison and Bee, LLC, por apoyarme desde el principio como amiga y colega. ¡Que nuestra pasión compartida continúe creciendo a pasos agigantados! Por último, quisiera reconocer al herborista Josh Williams, autor de *Spiritual Herbalism* (2022) y *The Green Arte* (2022) por su trabajo sobre el alma de las plantas; ¡En verdad eres el hombre más verde que conozco!

También quisiera aprovechar esta oportunidad para agradecer a la casa editorial Inner Traditions/Bear & Co. por ver el mérito en esta obra, ¡y la necesidad de más libros como este! Gracias por correr el riesgo con este tema, a veces controversial, que es cercano y apreciado por muchos de nuestros corazones.

Siniestramente suyo,
Coby Michael
Walpurgisnacht

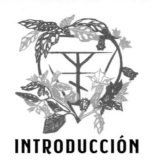

INTRODUCCIÓN

La puerta hacia el otro huerto

"Veneno" puede significar muchas cosas. En palabras del antiguo filósofo romano Lucrecio: "Lo que es alimento para uno, es amargo veneno para otro".

Venenos poderosos, conocidos como toxinas, se encuentran en todo el mundo natural. Cuando una criatura venenosa libera toxinas, lo hace como defensa y por supervivencia. Para los seres humanos, el veneno puede tener distintos significados. Se encuentra en la medicina, la magia, la religión, el discurso legal, el folklore, incluso en la cultura popular dominante. Como metáfora puede representarlo todo, desde la difusión de una idea hasta experiencias humanas complejas, desde el amor hasta la inspiración poética. Los seres humanos somos un componente bastante activo respecto a lo que es el veneno y a lo que es capaz de hacer.

La **senda de los venenos** es inherentemente individualista. No es una manera fija de trabajar ni una tradición específica de brujería, pero los paralelismos entre ambas, tanto en lenguaje como en práctica oculta, son innegables. A lo largo de la historia, a pesar de que las palabras cambian, se habla de estos conceptos casi como sinónimos y así ha sido durante, prácticamente, dos milenios. En este libro comenzaremos a explorar a profundidad las intrincadas conexiones entre el espíritu del brujo y la esencia del veneno, y cómo podemos acceder a estas fuentes de exploración oculta y empoderamiento personal.

El lector podrá notar que he enfatizado el uso de minúsculas para el término **senda de los venenos** a lo largo del libro. El uso o no de mayúsculas puede parecer una distinción arbitraria, pero la manera como elegimos hablar y escribir acerca de las cosas, dice mucho más de lo que creemos. Yo adopto un enfoque muy ecléctico y folclórico hacia mi trabajo con las plantas, por tanto, **la senda de los venenos** no requiere un uso especial de mayúsculas. En todo caso, se trata solo de magia con plantas.

He transitado esta senda de los venenos, tanto a nivel personal como profesional, durante más de una década. Encontré la senda de los venenos más o menos a la mitad de mi solitario viaje mágico que comenzó a principios de mi adolescencia. No es mi meta crear una tradición mágica, sino señalar la multitud de intersecciones que hay entre los conceptos relevantes. Es en estas encrucijadas, que se encuentran a lo largo de la historia y entre culturas, donde podemos acceder a una sabiduría universal más profunda. No tienes que ser bruja o practicante de medicina herbal, ni siquiera herborista, para caminar por la senda de los venenos. Las plantas son fascinantes por sí mismas y transmiten conocimientos fuera de cualquier contexto en que los humanos intentemos colocarlas.

Aunque mucha de la curiosidad que rodea a las plantas que se encuentran en la senda de los venenos se basa en sus aplicaciones médicas y componentes químicos (consulta *Herbolario de la senda de los venenos* y lecturas recomendadas), mi interés y experiencia radican en sus cualidades esotéricas y espirituales, sus usos mágicos y rituales y sus efectos en la alteración de la consciencia, que pueden ayudarnos a lograr la comunión planta-espíritu y la gnosis personal. Ningún dato de este libro debe tomarse como recomendación médica; donde se incluya información medicinal o acción específica, solo se hace para aportar un marco de referencia para exploración personal posterior, si así lo decides.

Lo anterior me lleva a algo que deseo aclarar de inmediato: *Dosis sola venenum facit*, "la dosis hace al veneno". Paracelso, el padre de la toxicología moderna, hizo muchas contribuciones al estudio de la medicina y la química, entre otras disciplinas. Sin embargo, en la senda de los venenos se le conoce más por su declaración anterior concepto muy importante cuando se trata de abordar el tema de las dosis bajas, potentes o potencialmente tóxicas de plantas y hongos. No obstante, parece haber causado una especie de fijación en la comunidad de la senda de los venenos en cuanto a "dosis" y "efecto". Es tanto un adagio filosófico como una sugerencia de moderación en cuanto a lo que ponemos en nuestro cuerpo. Mi interés inicial por las plantas venenosas nació al ver que su naturaleza venenosa reflejaba su potencial mágico en un sentido esotérico. Las interacciones fisiológicas vinieron mucho después y no constituían mi interés inicial, después de una adolescencia llena de experiencias psicodélicas incómodas. A través de una **lenta** y **gradual** exploración durante las dos últimas décadas, he llegado no solo a comprender nuevos aliados dentro de la familia de las solanáceas, sino a establecer una mejor relación con mis amigos los hongos. Como ocurre con cualquier exploración personal altamente individual, mi mejor consejo es empezar desde el principio y permitir que las plantas y tu propio cuerpo te guíen en este viaje.

Mi libro anterior hace más énfasis en las propiedades químicas de plantas específicas, así como en crear fórmulas con ellas. Proporciona una cantidad de recetas de mi propia creación y fórmulas terapéuticas de la farmacopea herbal mundial. Mi intención entonces era establecer precedentes para el uso de plantas como la datura, el beleño y la belladona en la práctica médica moderna, además de establecer umbrales para la subsecuente exploración personal. Puedes encontrar toda esta información y más en *Herbolario de la senda de los venenos*; mucha de la información en este libro se basa en esa obra.

Como lo hice en *Herbolario de la senda de los venenos,* en este libro conecto muchos conceptos abstractos y salto entre culturas y periodos para expresar mi versión sobre la gnosis de la senda de los venenos. Los espíritus de las plantas transmiten muchas cosas en distintos niveles a personas muy diferentes, y donde yo he incluido temas específicos o mitologías existentes, debes saber que son solo contenedores de la sabiduría más profunda de la serpiente que recorre esta obra. Podemos trabajar con estas plantas para conectarnos con una multitud de espíritus y energías, y los rostros que uso para describirlos representan la forma como ellos se han manifestado ante mí a lo largo de los años. Sin embargo, las plantas de la senda de los venenos cambian de forma y son expertas en reflejarnos a nosotros mismos. Para lograr un reflejo, debe haber luz y también sombra...

¿Existiría el veneno sin nosotros? ¿Qué es el veneno y cómo han influido nuestras ideas sobre él en nuestra historia? ¿Cómo continúa influyendo en nuestra vida diaria? ¿Cómo es que esta sustancia omnipresente y enigmática ejerce tanto poder sobre nuestra atención? ¿Qué constituye un veneno y dónde está la línea divisoria entre veneno y medicina? El veneno ha sido utilizado como herramienta para controlar, perseguir y perpetuar el temor al mundo natural. Como enemigo del orden social, el crimen por envenenamiento estaba anecdóticamente vinculado a las mujeres y era considerado un acto cobarde en los foros públicos. Sin embargo, los hombres no son ajenos al uso del veneno. Como metáfora, el veneno se usa para describir a personas e ideas que son una amenaza para el patriarcado y sus secuaces, el capitalismo y la religión. Comprender el lado filosófico del veneno, como metáfora simbólica y fuerza oculta, es comenzar desde la transmisión prometeica en el Árbol de la Sabiduría y seguir la corrupción angélica a medida que transforma todo lo que toca. Veneno y bruja son sinónimos, ambos poderosos catalizadores del cambio y no duales por naturaleza; una grieta serpenteante en el monolito de la opresión patriarcal.

El fallecido autor, etnobotánico y poeta Dale Pendell acuñó el nombre **senda de los venenos** en la trilogía que inició en los años noventa con *Pharmako/Poeia: Plant Powers, Poisons & Herbcraft*. Pendell, experimentado psiconauta (explorador de estados psicodélicos de la consciencia), conocía bien las sustancias que alteran la mente, las medicinas de las plantas indígenas y el consumo de drogas. Él utilizaba las palabras *poison, venenum* y *pharmakon* para expresar los matices de distinción en su obra, la cual investiga y explora las implicaciones metafísicas y espirituales del trabajo con varias plantas medicinales, también conocidas por sus cualidades "venenosas". "Senda de los venenos" se utilizó para describir la extracción alquímica de sustancias enteogénicas de plantas potencialmente venenosas para su uso específico en magia, rituales y prácticas espirituales. De manera artística, Pendell presentó las filosofías que crean el marco de referencia de esta senda, así como un sistema de categorización que muestra el amplio espectro de la experiencia enteogénica. Lo que el lector comprenderá con rapidez es que la senda de los venenos es más acerca de este abstracto y ambiguo concepto de veneno en sí mismo que un debate sobre si una planta es venenosa o no, en el sentido absoluto del término.

Como idea y concepto, el veneno viene con mucha carga; trabajar con sustancias que alteran la mente y con las entidades espirituales asociadas teniendo esto presente, forma parte de la exploración de la toxicología oculta.

La senda de los venenos no es solo un lugar para las plantas y los hongos psicodélicos y psicoactivos, que son muy conocidos por sus capacidades para expandir la mente; también se refiere a esas plantas letales, peligrosas y perniciosas con el poder de destruir. La senda de los venenos no se llamaría así si las cualidades tóxicas, tanto físicas como espirituales de estos aliados, no tuvieran alguna importancia especial, más allá de sus capacidades medicinales. Pendell no ignora esta importancia y dedica tres volúmenes a explorar esta idea a profundidad.

La senda de los venenos tiene sus raíces en la búsqueda oculta, la herbolaria espiritual y la gnosis verde. Sin embargo, no es una práctica exclusivamente esotérica. Las filosofías que encontraremos a lo largo de la senda de los venenos beneficiarán a todos los individuos, desde la bruja hasta el herborista clínico. Las plantas venenosas pueden ser mágicas en un entorno clínico; la comprensión holística de la salud y el bienestar es algo que tanto la bruja como el herborista clínico tienen en común.

Este libro ha sido escrito para los brujos, para quienes practican espiritualidad herbal y herborismo oculto. Si tú sientes interés por el veneno y su fascinante y dramática historia, este libro también será atractivo para ti. *Grimorio de la senda de los venenos* es una colección de experiencias personales, prácticas ocultas y técnicas mágicas para inspirar y contagiar al lector con el relámpago intoxicante que es la gnosis de la senda de los venenos. Aunque plantas como las letales belladona y eléboro son protagonistas en el drama de la senda de los venenos, esta senda no es exclusivamente una práctica botánica, como ya verás en las siguientes páginas.

Grimorio de la senda de los venenos es un tomo mágico, un libro de herbolaria "oscura", una filosofía del camino de la izquierda, un trabajo en las sombras y un hechizo para aquellos que responden al llamado para incorporar estas poderosas plantas en su práctica de magia. La intención no es presentar a las plantas o a sus espíritus de manera siniestra o maliciosa; los seres humanos ya han hecho suficiente con eso. En esta obra exploro esos contrastes, porque es en los extremos donde se encuentra la mayor sabiduría.

Las plantas de la senda de los venenos son **tanto portadoras de luz** como **hijas de la noche.** Todo el trabajo invertido aquí pretende ayudar a sanar, empoderar y elevar. Si tú eres como yo, encontrarás tanta sanación en la oscuridad como en la luz y emergerás capaz de encarnar ambas porque, a fin de cuentas, ¡todos somos arcoíris! No podemos honrar el día maldiciendo a la noche ni bendecir a la noche maldiciendo el día. Yo utilizo los términos **oscuridad** y **luz** de manera metafórica para describir conceptos abstractos sin moralidad implícita, en un sentido u otro. Ambos son reflejos en el mismo espejo; el rostro que nos mira aún es nuestro, con las luces encendidas o apagadas. Estos son mis reflejos, mis sombras y cómo se han manifestado en aquellos que me rodean a través del trabajo que he realizado.

Mi esperanza es que llegues a comprender mejor a los espíritus de la senda de los venenos, así como que profundices tu relación con tus propios espíritus herbales aliados mediante el enriquecimiento de tu práctica ritual y a través de los conocimientos y ejemplos que proporciono en este libro. Las siguientes páginas se refieren a todas las sombras que he recolectado durante años, una variedad de prácticas ocultas y obras espirituales que pueden adaptarse a cualquier práctica. Te entrego mi libro de venenos de las sombras.

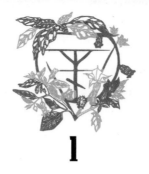

1

Lingua Serpentis

Hablar el lenguaje de la senda de los venenos

*E*l veneno es una parte intrínseca de la experiencia humana, un concepto del que todo el mundo tiene cierta comprensión. Está presente en nuestros mitos más antiguos. La comprensión del veneno es química y sustancial, así como metafórica y alegórica. En la siguiente sección presento parte de la terminología básica relacionada con la comprensión, tanto física como esotérica, de este tema. A través del trabajo físico y espiritual con estas plantas y hongos podemos deducir nuevas conexiones que nos ayudarán en nuestra práctica de magia, sanación personal y comprensión del mundo natural.

TÉRMINOS IMPORTANTES

Los siguientes términos son utilizados comúnmente por los practicantes de la senda de los venenos; conocer su significado y contexto te ayudará en tu investigación. Muchos de los recursos de interés para los practicantes de la senda de los venenos son adyacentes al mundo mágico y más información proviene del estudio de los etnobotánicos. Por fortuna, vemos más y más investigación y experiencias personales provenientes de practicantes que también trabajan con estas plantas de manera física y espiritual. Una mirada más detallada a estos términos y a otros puede encontrarse en el *Herbolario de la senda de los venenos*.

Alcaloide: Uno de los compuestos más importantes de las plantas. Existe una gran variedad de alcaloides presentes en una amplia diversidad de plantas (aunque no todas las plantas contienen alcaloides). Los alcaloides son responsables de los efectos medicinales, psicoactivos y venenosos de una planta. Hay metabolitos secundarios o subproductos del proceso metabólico de una planta. Pueden tener un efecto dramático en la fisiología humana. La cafeína, la nicotina, la morfina y la efedrina son alcaloides derivados de las plantas, cada una con efectos distintos. En general, los alcaloides se categorizan con base en sus efectos o en el lugar donde se originan. Por ejemplo, los alcaloides de tropano son un grupo de alcaloides que se encuentran en la familia de las solanáceas, de particular interés para aquellos que están en la senda de los venenos. Los alcaloides de tropano más comunes son hiosciamina, atropina y escopolamina, y están presentes en plantas como la belladona, el beleño, la mandrágora y la datura.

Enteógeno: Deriva del griego y significa "generar la divinidad interior". Los enteógenos son plantas y hongos que pueden crear experiencias espirituales a través de la aplicación ritual. Existen numerosos y diferentes tipos de enteógenos que se utilizan de manera distinta para crear variados estados de consciencia. Algunos son psicoactivos poderosos y otros son más sutiles.

Etnobotánica o Etnofarmacología: Estudio de cómo la gente utiliza las plantas en su tierra nativa. En culturas indígenas y tradicionales, la salud y el bienestar se observan en múltiples niveles donde los aspectos espirituales y sutiles son tan importantes como los físicos. La **etnobotánica** estudia la manera tradicional como los pueblos han utilizado estas plantas en medicina, magia y religión, en el rango nativo o tradicional de las plantas. La **etnofarmacología** estudia los componentes químicos y las acciones medicinales de estas plantas y sus compuestos.

Etnobotánica

El término **etnobotánica** se ha convertido en una expresión genérica para referirse a las hierbas que se venden como "euforizantes legales" y que se comercializan por sus efectos relajantes, euforizantes y/o energizantes. Estas plantas, como el *kratom* (*Mitragyna speciosa*), el loto azul

(*Nymphaea caerulea*) y muchas otras son legales en la mayoría de los lugares u ocupan un área gris de regulación. En Estados Unidos, algunas de estas plantas son reguladas por gobiernos estatales individuales. Con solo ver el Acta Estatal de Luisiana No. 159, que entró en vigor en 2005, notamos cuarenta plantas diferentes con composiciones químicas muy variadas, definidas colectivamente como "alucinógenas" y declaradas ilegales en su cultivo, venta y posesión. Originalmente, la ley tenía como objetivo eliminar del mercado productos de cannabis sintéticos, como el Spice y el K2. La ley tuvo que ser modificada en 2015 para permitir el uso de ciertas hierbas medicinales que suelen encontrarse en suplementos que se usan en la medicina china y ayurvédica pero que, sin darse cuenta, quedaron ocultas bajo esta política de "guerra contra las drogas".

Farmacognosia: Estudio de las drogas medicinales derivadas de fuentes naturales. La farmacognosia se enfoca especialmente en los alcaloides (ver en párrafos anteriores), examina sus efectos medicinales y explora cómo pueden transformarse en medicinas. Podemos aplicar parte de esta información a nuestras preparaciones a base de plantas. La herbolaria es más holística y la farmacognosia busca extraer componentes específicos de las plantas.

Fitognosis: Conocimiento de las plantas y, más específicamente, la súbita revelación de información que no era conocida antes y que se cree que proviene directamente de las plantas. Las plantas se comunican de maneras distintas a los seres humanos y nos envían información en imágenes, sentimientos y revelaciones repentinas. La fitognosis ocurre solo al pasar tiempo con las plantas y al trabajar con ellas en un nivel íntimo.

Veneno como medicina: La medicina puede volverse veneno y para sanar debes comprender cómo hacer daño. Esta es sabiduría profunda e importante para que todos los que trabajan con plantas la recuerden, tanto si deciden trabajar con las plantas más venenosas o no. En todo caso, no se trata de sabiduría que provenga estrictamente de la senda de los venenos, sino del conocimiento universal. Todo con moderación. Si esto es lo único que te llevas de tu paso por la senda de los venenos y decides volver atrás, no pasa nada. Para quienes deseen tentar al destino y profundizar más, hay más por explorar en la senda de los venenos de lo que hasta ahora se ha escrito al respecto. Apenas hemos rasgado la superficie y la bruja ya ocupa un sitio importante en estas encrucijadas revolucionarias.

Veneficium: Magia del veneno. En estrecha relación con el *maleficium* (brujería dañina), comparte su conexión con las artes arcanas y se deriva del latín *venenum*, "veneno". También hay una conexión con la diosa Venus, como podemos ver en la raíz de la palabra. La línea entre pociones de amor intoxicantes y venenos dañinos solía ser difícil de distinguir. Hay un interés particular del *veneficium* con las propiedades ocultas del veneno y utiliza plantas venenosas en trabajos de conjuros y prácticas mágicas, además de trabajar con el veneno como fuerza oculta. El término fue popularizado por Daniel A. Schulke en su libro *Veneficium: Magic, Witchcraft and the Poison Path* (originalmente publicado en 2012), el cual continúa ejerciendo su influencia en aquellos que encuentran la senda de los venenos a través de la práctica de la brujería.

PHILOSOPHIA TOXICUM

Para mí, la senda de los venenos se ha convertido en un paradigma espiritual integral a través del cual opero, junto con mis aliados espirituales, para expresar y manifestar la corriente de brujería con la que estoy trabajando. Si bien es cierto que las plantas desempeñan una función enorme y casi exclusiva en este trabajo, mis intereses no solo se enfocan en el uso de las hierbas sino también en explorar los agentes espirituales dentro de ellas. A través de esta exploración, mi trabajo se ha ramificado en infinitas direcciones. Existen tantas perspectivas y lugares diferentes de donde surgen la tradición, los mitos, las leyendas y las supersticiones sobre el veneno, que debería considerarse un fenómeno global. La gran función que el veneno y las toxinas han desempeñado en la evolución de la especie humana, en términos físicos y no físicos, es lo que ha despertado un interés mayor. En las siguientes secciones comenzaré a abundar en algunos de estos conceptos abstractos. Lo hago como brujo e investigador de lo oculto, pero también como académico y practicante de la medicina herbal.

Desde el año 2016 he estado escribiendo y enseñando sobre mis experiencias como brujo en la senda de los venenos. He tenido la oportunidad de conocer a numerosos practicantes, cada uno con su propia manera de trabajar y su propia perspectiva para abordar este camino. Pocas personas dedican sus prácticas ocultas al trabajo con venenos mentales y físicos como única opción, por razones obvias.

La senda de los venenos es animista por naturaleza y reconoce que existen fuerzas espirituales vivas en las plantas y los hongos. Suele integrarse en un marco espiritual existente y se utiliza como complemento de nuestras propias prácticas. Los practicantes de la senda de los venenos son todas las variedades posibles de brujos, alquimistas, ocultistas y espiritualistas que trabajan con plantas y no existe una manera correcta o incorrecta de explorar la senda de los venenos. De hecho, llamarla **senda** la hace sonar como una tradición cerrada con límites bien definidos, y no lo es. Es una **senda** a través de la cual decidimos seguir esta búsqueda, sin importar dónde nos lleve. No es el único camino para quienes trabajen con plantas y no podemos comprender a las plantas venenosas sin comprender primero a sus contrapartes sanadoras.

Aunque la senda de los venenos se enfoca en la naturaleza oculta de las plantas venenosas, es un camino de equilibrio. Hay tanto énfasis en el antídoto y la panacea como en la toxina. Es por eso que a menudo se le llama **la senda torcida**. Uno debe transitar tanto el camino del bien como el del mal, porque permanecer en cualquiera de los dos lados por mucho tiempo tiene efectos perjudiciales. Para sanar, debemos superar nuestras propias desgracias, enfermedades e iniciaciones y transmutar nuestros propios venenos espirituales en poder, para ser capaces de continuar sanándonos a nosotros mismos y a los demás. El huerto de los venenos también incluye a aquellas hierbas siniestras de naturaleza sobrenatural, adversaria o perniciosa, pero que no son psicoactivas ni venenosas. Las plantas del huerto del Diablo y todas las variedades de brezos y zarzas contienen su propia sabiduría.

Los practicantes de la senda de los venenos buscan plantas que han sido excluidas u olvidadas por la mayoría de la gente. La senda de los venenos es la vía de quienes practican el ocultismo y la brujería, y aunque hay poderosas fuerzas físicas en juego, como los efectos tóxicos y visionarios de las plantas, la senda de los venenos se centra en las aplicaciones esotéricas de estas potentes fuerzas. En resumen, es el estudio y la aplicación de las virtudes ocultas de plantas venenosas, nocivas, invasivas y demonizadas, y la conexión con ellas como espíritus familiares. Este trabajo ayuda a uno a desarrollar una comprensión más profunda sobre el *toxikon* o *pharmakon* y su poder transmutativo. Es una especie de alquimia herbal que demuestra que estos espíritus maestros de las plantas trabajan en muchos niveles a la vez, en una sinergia que permite sus efectos espirituales y mágicos.

> *El veneno es un símbolo del poder mágico en sí mismo.*
>
> Daniel Schulke, *Veneficium*

Gran parte del estudio de la senda de los venenos implica a la toxicología y su historia. En el mundo antiguo, el mecanismo del veneno no era comprendido a nivel químico. Esto no impidió que la gente utilizara sustancias venenosas para medicina, asesinato y magia. Gran cantidad del conocimiento popular y el discurso legal que involucra la idea de veneno nos muestra esta comprensión original. El veneno era una fuerza letal e invisible para la gente del pasado. Podía viajar a través del aire, emanar del mal de ojo y contaminarlo todo a su alrededor. Se pensaba que las plantas conocidas por contener estas sustancias maléficas absorbían su naturaleza venenosa directamente desde el inframundo o de los muertos. El veneno era percibido como el gran enemigo, la antítesis de la fuerza de la vida, pero también a veces como su salvador.

> *Como indicó Paracelso, el veneno es tanto omnipresente como ausente en la naturaleza.*
>
> Daniel Schulke, *Veneficium*

El veneno es la transgresión original, la intoxicación de la humanidad a través de la manzana de la sabiduría. Es la transmisión de conocimiento angélico a los seres humanos para crear algo totalmente distinto. El veneno es visto como el otro y eso es exactamente con lo que el brujo busca conectarse. Contagio, miasma y peste, acusaciones formuladas contra muchas brujas, son conceptos relacionados con la senda de los venenos. La Iglesia percibe a la brujería como un contagio, una toxina espiritual que infecta a la sociedad con su maldad. La senda de los venenos es un camino inherentemente rebelde de autodescubrimiento a través de la prueba, la muerte iniciática y las visiones chamánicas.

El brujo de la senda de los venenos está asociado al arquetipo de Prometeo, el portador de la luz que es desterrado a la oscuridad por robar lo que estaba reservado para los dioses. Nosotros también podemos cumplir esa función y trepar por las ramas del Árbol del Mundo o descender hasta sus raíces para descubrir conocimientos e interactuar con inteligencias no humanas. Quien es practicante de la senda de los venenos logra lo anterior a través de actos de oposición y experiencias enteogénicas; ambos, medios para generar estados alterados de consciencia que resultan en experiencias espirituales.

El sacramento enteogénico

Esos estados alterados se logran mediante el uso de enteógenos: plantas y hongos preparados a través de rituales por sus efectos psicoactivos. Cuando se perfeccionan a través de la acción ritual y un claro propósito, estos estados enteogénicos de conciencia confieren estados de trance profundo, viajes al otro mundo y comunicación con el universo espiritual.

La exploración del uso de enteógenos en la práctica espiritual es una parte importante en la senda de los venenos. Este aspecto se enmarca en el camino de la *pharmakeía*, antiguo término griego que se refiere al conocimiento de *pharmaka*, es decir, potentes preparaciones a base de plantas medicinales, intoxicantes y potencialmente venenosas.

Este enfoque difiere un poco del *venefica* o brujo de venenos, quien busca conectarse con las mismas fuerzas ya mencionadas. La atención aquí se centra más en la naturaleza siniestra de las plantas que en sus propiedades psicoactivas; el acceso a las propiedades ocultas de las plantas puede lograrse sin ingerir ningún material vegetal. Esta técnica de la brujería tradicional es **atávica**, es decir, el veneno se utiliza en transgresión u oposición ritual para conectar con fuerzas numinosas.

El cáliz envenenado

El máximo acto de oposición, envenenarse uno mismo*, provoca una poderosa agitación en las partes más primitivas de nuestra mente. Permitirnos entrar en

---

*De ninguna manera sugiero que alguien ingiera algo que sea venenoso. Existen métodos específicos para realizar esta práctica y cada uno es único para el practicante y el aliado herbal. Esta información proviene del estudio, la experiencia y la comunión con el espíritu de la planta.

contacto con sustancias tóxicas va en contra de todos nuestros instintos de autopreservación. Incluso el hecho de hacerlo de manera simbólica crea un punto liminal que podemos utilizar cuando estamos en trance para viajar en espíritu, comunicarnos con otros seres, lanzar poderosos hechizos y acceder al conocimiento a través de la adivinación.

Un acto simbólico de autoenvenenamiento podría ser algo tan inocuo como hacer flotar la flor de la mortífera belladona *(Atropa belladona)* en un cáliz ritual lleno de agua o de vino. A pesar de que no te encuentras ante un peligro real, el acto envía una poderosa onda al mundo espiritual que indica que la persona está dispuesta a aproximarse a la muerte bajo sus propios términos.

La meta aquí no es la muerte real, sino la muerte del ego. La muerte del yo libera al individuo de las constricciones actuales de su estado mental, situación y personalidad, para que pueda acceder a pozos más profundos de la consciencia. Este es el reino del Sabbat de las brujas, la Cacería Salvaje y la nueva perspectiva que se obtiene de colgarse uno mismo del Árbo del Mundo.

Otras tradiciones también trabajan con las energías de la muerte, las toxinas y el contagio para su alquimia espiritual. El ejemplo más común puede ser el de los *aghoris*, devotos del dios Shiva Vishpan, el bebedor de veneno. Sus prácticas incluyen la ingesta de plantas tóxicas, como *Aconitum ferox* y *Datura metel*, con cannabis. Su manera de trabajar con el mundo espiritual es similar a la idea detrás de la senda de los venenos, siguiendo el camino del éxtasis y la gnosis alcanzados a través de la transgresión. Conceptos relacionados, tales como veneno espiritual, aire maligno (miasma) y veneno volador, también están presentes en otras culturas.

El veneno es tanto una fuerza espiritual como un compuesto físico y en esto radica la sabiduría oculta de la senda de los venenos. Está en la intersección de la medicina y la muerte, en algún lugar entre el reino de la muerte y el sueño, y en el conocimiento de que está tanto en todas partes como en ninguna parte. Como camino de exploración, la senda de los venenos toma muchas direcciones diferentes.

Yo no presumo de tener el poder para definir el camino de ninguna persona, ni tengo la impresión de haber encontrado todo lo que la senda de los venenos pueda enseñarme. Todo lo que puedo hacer es compartir lo que veo desde donde estoy y esperar que otras personas hagan lo mismo. En resumen, la senda de los venenos se refiere a conectar con la otra realidad que todos buscamos como practicantes de la magia. Las plantas que habitan en la senda de los venenos son intermediarias de esa otra realidad y actúan como sus representantes en este mundo. El camino del especialista en venenos es buscar a estos espíritus para descubrir lo que puedan enseñarnos.

El veneno es una fuerza alquímica y a través de su contemplación nos convertimos en recipientes para el néctar venenoso, la fruta prohibida del conocimiento. A través del arte de la intoxicación rompemos las cadenas que nos sujetan a nuestro cuerpo físico y descendemos a las misteriosas profundidades de la Tierra, así como a las profundidades de nuestro interior. Es en nuestra propia oscuridad que encontramos iluminación. Es a través de la transmutación de nuestros venenos personales que reclamamos soberanía.

La gente suele hacer advertencias contra las implicaciones espirituales de trabajar con plantas venenosas y siniestras. La preocupación es que el practicante esté de alguna manera contaminado o viciado. Teme a la oscuridad; teme que, si el sol se pone, no regresará. Muchos de nosotros descubrimos esta práctica como sanadores heridos que cargábamos con nuestras propias toxinas oscuras. Es nuestra afinidad con esas fuerzas lo que nos llama a este trabajo.

LAS FUERZAS OSCURAS Y PRIMITIVAS

Es en la sombra donde yace la mayor parte de nuestro poder.

Ivo Dominguez Jr.

Cuando hablo de **fuerzas oscuras y primitivas** no me refiero a nada "malo"; estos términos simplemente señalan lecciones y conceptos importantes que pueden ser aprendidos o descubiertos por aquellos dispuestos a buscar. Si bien las percepciones subjetivas de luz y oscuridad son puramente humanas, es importante que seamos capaces de comprender y explorar los matices que se nos presentan. Explorar algunas de estas polaridades percibidas nos ayuda a comprender mejor el espectro completo del universo que nos rodea.

En una presentación en 2022, Ivo Domínguez Jr. señaló: "Algunas cosas deben ser aceptadas tal como son. No es nuestro deseo hacerlas inofensivas". Esa idea realmente resonó conmigo. No todo el mundo considera que la sombra es una cosa mala o no deseada. Cuando aprendemos a vivir con nuestra sombra, puede convertirse en nuestra más grandiosa aliada. A algunos nos gusta ser el monstruo en el bosque; esto no pretende sugerir que nos identifiquemos en exceso con esta parte de nosotros, sino que debemos comprenderla tal como es. La vergüenza y el temor que se nos dice que debemos sentir son las verdaderas sombras.

La oscuridad nos llama a ver más allá de lo que está en la superficie. Cuando hablamos de "oscuridad" nos referimos a cosa desconocidas u ocultas. Más popularmente representados en el trabajo de sombra, que busca comprender e integrar esas partes de uno mismo, esos aspectos "oscuros" que son partes de nosotros mismos y que hemos separado del todo porque están en contraste con alguna parte del ego. Por la razón que sea, trátese de trauma, condicionamiento o una lista de posibilidades adicionales, el yo consciente debe separarse de esas partes para mantener su versión de la realidad. ¿Qué ocurre cuando son más las partes de nosotros que se convierten en sombra que en luz? Podemos elegir entre permanecer en la conocida luz del día y seguir siendo los mismos o podemos rendirnos a la sombra y acoger esas partes de nosotros de maneras nuevas para propiciar una transformación del yo. Estamos condicionados a llamar "demonios" a esas partes de nosotros, pero en realidad son de donde podemos aprender nuestras mayores lecciones.

Cuando exploramos temas de oscuridad, trabajamos con entidades consideradas cuestionables o exploramos las profundidades del inframundo en vuelo espiritual, al tiempo que exploramos nuestro propio yo oscuro. Como señaló Domínguez (2022): "Al trabajar con deidades y espíritus oscuros, el clamor de la sombra del yo suele ser el más alto". La oscuridad siempre refleja lo que está adentro y si podemos superar el miedo y la incomodidad inicial de esta confrontación, podremos interactuar con esta parte nuestra de una manera que facilite el diálogo. La sombra no es algo que debamos desterrar o neutralizar; es una profundidad de conocimiento y transformación.

Los brujos celebran a sus sombras. Nosotros honramos las partes de nosotros mismos que la sociedad y la religión nos han dicho que debemos cambiar y mantener ocultas. Nos rebelamos en el poder transgresor de nuestra existencia antinómica y buscamos presionar las zonas de confort de aquellos que intenten restringirnos. Podemos tener una relación saludable con nuestro yo de la sombra, que suele manifestarse como el familiar del brujo, con los mismos apetitos y deseos que su contraparte de la luz del día. El yo de las sombras, muy similar al doble espectral o astral, es el yo no-físico siempre presente, compuesto por nuestros sueños más profundos y miedos más antiguos sin las inhibiciones de la mente consciente. El yo de las sombras puede ser engañoso y le agrada confundirnos acerca de su verdadera naturaleza. Trabajar con deidades y aliados herbales "oscuros" puede ayudarnos a alinearnos con este trabajo y ofrecernos apoyo adicional.

La aceptación de la oscuridad no es algo que deba tomarse a la ligera y viene con su propio conjunto de preocupaciones. Así como volar demasiado cerca de la luz del sol, pasar demasiado tiempo en la oscuridad puede tener su costo. La habilidad más importante a aprender al trabajar con las energías, los espíritus y las partes oscuras del yo, es cómo regresar a la luz de una manera que no sea traumática. Estos son espíritus de lecciones duras; cuando te aproximas a la sombra, ella te toma en serio. Es como iniciar voluntariamente tu retorno de Saturno y atragantarte de todas sus lecciones en un solo ciclo lunar. El renacimiento es un proceso difícil. Llegamos a este mundo sangrientos, desnudos y aullantes y lo mismo ocurre en todos los pequeños nacimientos y muertes que experimentamos a lo largo de nuestra vida.

El trabajo con plantas, espíritus y temas que son percibidos como "oscuros" atraen ciertas cosas hacia nosotros. Confrontar esta realidad provoca diferentes respuestas en personas distintas. Es importante recordar que no nos identificamos con esas respuestas, sino que solo actuamos como un espejo oscuro.

El camino de la izquierda se refiere a la elevación y el empoderamiento del yo y el trabajo de sombra es, en esencia, sobre el empoderamiento de uno mismo. Sin embargo, el trabajo con el yo no es egoísta. Cada comunidad está compuesta por numerosos, diversos e individuales yoes, y sanarse uno mismo es sanar al todo. Elevarnos y empoderarnos por dentro q ignifica elevarnos y empoderarnos significa elevarnos y empoderarnos por fuera, porque cuando aprendemos a hacer este trabajo por nosotros mismos, podemos ayudar a otros durante el proceso. Algunos somos **trabajadores de la luz** y otros somos **caminantes de las sombras**; necesitamos de ambos para ayudar al mundo a sanar. Como la diosa oscura Kali, podemos contener la oscuridad en nuestro interior y reflejar las sombras dentro de los demás para ayudarles a sanar.

Mantener el equilibrio mientras se acomete el trabajo de sombra

El trabajo de sombra puede resultar en la manifestación de energías que no son visibles en nuestra vida. Sin un equilibrio adecuado, esto en ocasiones puede causar letargo, depresión y pensamientos no deseados.

Para comenzar, podemos observar la energía en nuestro espacio físico. Muchos de quienes nos sentimos atraídos por este trabajo también nos sentimos atraídos hacia lo oscuro, lo siniestro y lo macabro, pero es importante que no permitamos que esa energía nos supere, en especial cuando pasemos por periodos de transición y cuando ayudemos a otros en sus procesos de sanación.

Mantener flores vivas o cortadas en casa es muy útil para elevar el ánimo y mantener la energía ligera. Desde luego, la limpieza regular es necesaria; yo prefiero utilizar incienso, porque descubro que es lo más efectivo para elevar la vibración de un espacio.

Para mí, una de las cosas más importantes últimamente es mi espacio para dormir. Todo brujo adora una habitación con vibra tenebrosa y sensual, pero en ocasiones todos esos tejidos oscuros y la iluminación tenue pueden atraer a algunas entidades que no sean tan amables. Muchas cosas suceden en la habitación cuando estamos dormidos y es importante mantener la energía saludable en ese espacio. De acuerdo con el momento del año y la energía con la que estoy trabajando, cambio entre ropa de cama negra y blanca. También tengo luces colgadas alrededor del dormitorio, así como colgantes de cristal. Estos factores han sido muy útiles para mantener la energía elevada en mi recámara.

Permitir que la luz natural entre a la habitación durante el día también resulta muy útil para remover la energía estancada. La ventana de mi recámara no tiene el mejor ángulo de luz; por lo tanto, a menos que yo la abra y permita la entrada del sol, el dormitorio podría pasar varios días sin recibir luz, lo cual no es muy bueno para su salud energética. Durante el trabajo de sombra y en intensos periodos de transición, es especialmente importante que mantengamos la energía en movimiento dentro y alrededor de nosotros para no estancarnos. Entre las luces colgantes y la luz natural, mi recámara casi nunca está completamente a oscuras, excepto cuando estoy durmiendo.

Dado que dormimos en nuestra habitación, ese espacio es donde ocurre gran parte de nuestro procesamiento y sanación. Con la excepción de los altares personales al yo o los altares ancestrales, colocarlos fuera del dormitorio es útil para establecer y mantener límites con los espíritus con los que estés trabajando y para fomentar un sueño más reposado.

Si tienes un acompañante regular de lecho, es útil obtener su permiso o involucrarlo en el proceso del trabajo de sombra para que sus energías estén alineadas. Si tienes encuentros íntimos con otras parejas en el dormitorio, es incluso más importante la práctica de la limpieza regular para mantener la salud del espacio. Hablando de parejas, te recomendaría limitar el número de personas nuevas que invitas a tu casa mientras realizas este trabajo, pues podrías volverte vulnerable y activar las sombras de las personas que lleves a tu espacio.

El trabajo de sombra puede tener muchos significados y existen diferentes razones por las que uno podría desear trabajar con los espíritus del inframundo. Ya sea para trabajar con las sombras o para realizar hechizos, es importante que te acerques a todas las entidades con respeto y que mantengas los mismos límites personales que establecerías si conocieras a un individuo por primera vez en la vida real. Recuerda: tú eres quien tiene el control, incluso cuando decides rendirte.

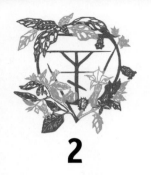

2

Los Venenos en contexto

Historia, mitología y cimientos ocultos

CTÓNICAS: PLANTAS DEL DESTINO Y DEL INFRAMUNDO

La palabra **ctónico** deriva del griego *kthon*, que se relaciona con la tierra y el suelo. Se refiere al mundo subterráneo, la matriz cristalina sobre la cual se injerta la realidad. Es el tejido mismo del universo y el hogar de las Parcas, un lugar de potencial infinito.

Las Parcas eran conocidas como las Moiras por los griegos, las Nornas por el pueblo germánico y por otros nombres en otras tradiciones. Estas fuerzas enigmáticas y primitivas son la personificación de la ineludible ley que nos une a todos: el destino. Quizá no creas en el destino personal; tal vez sientas que compromete nuestro libre albedrío, pero en un universo donde incluso el tiempo y el espacio son relativos, resulta difícil argumentar que **no** exista una fuerza invisible que guíe todo esto.

Tal como las conocemos, las Parcas son una tríada de mujeres, a veces hermosas y a veces horribles. Sin importar su apariencia o sus nombres, son poderosas. Podríamos considerar a las Parcas como la fuerza guía de la voluntad divina, las ejecutoras de la ley natural. Estas figuras son siempre femeninas y representan varias etapas de la vida, la muerte y el renacimiento. La tradición nórdica establece que las Nornas viven en las raíces del Árbol del Mundo, Yggdrasil, donde pueden tallar runas sobre la madera para dirigir el curso de los eventos en la vida

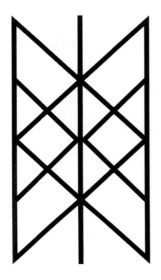

Red de Wyrd o de Skuld, un símbolo de las Nornas, de *Helrunar: A Manual of Rune Magick* de Jan Fries (1993)

de los humanos y los dioses. En la antigua mitología griega, las Moiras eran tan poderosas que incluso los dioses escuchaban su palabra.

La conexión ritual con estas fuerzas primitivas es una tarea seria y muchos practicantes dicen que llamar a las Parcas a nuestro círculo es una idea peligrosa. Yo no estoy de acuerdo. Creo que ellas ya están allí y que, cuando practicamos magia de cualquier tipo, encarnamos su trabajo. Las Parcas hilan, miden y cortan los hilos de la existencia humana. Son las tejedoras de los encantamientos más importantes y poderosos. Son quienes mantienen unido al universo.

Invitar a las Parcas a nuestro círculo, a nuestra vida, es como sujetarnos a un pararrayos durante una tormenta eléctrica. Pueden ser las más poderosas aliadas en la cocreación de nuestro destino, pero lo hacen a través de escenarios como los que representa la "carta de la torre" en el tarot. Trabajar con solanáceas venenosas y psicoactivas se parece mucho a esto. Es importante que busquemos a las Parcas durante los periodos de transición más relevantes en nuestra vida. Después de la muerte chamánica, son las Parcas quienes nos cosen de nuevo mientras entonan sus melodías. Una vez que estamos en sincronía con nuestro destino, nada puede detenernos.

Estas figuras femeninas, envueltas en misterio, son quizás el más antiguo arquetipo de la bruja y sobre sus huellas caminan todas las brujas. Shakespeare moldeó a las brujas de *Macbeth* en honor a las tres Parcas. En su caldero de potencial, ellas preparan mezclas de ingredientes transgresores para influir en la vida de quienes las rodean.

Todas las diosas triples son reflejo de las Parcas en su forma de tríada. Mientras los humanos están sujetos a su destino, la bruja teje su propio destino guiada por estos espíritus ancestrales. El acto de hilar, tejer y trabajar con hilos evoca imágenes de la abuela araña construyendo su telaraña. Tejer siempre ha sido un acto sagrado, un vehículo para la creación.

Las tres Parcas pueden ser percibidas como tres aspectos de la diosa Hécate. Como reina de las brujas, Hécate era una titánide más poderosa que Zeus. Las plantas del destino se encuentran en su huerto de venenos, el Huerto de Hécate o Circe. Estas son plantas que pueden provocar un intoxicante éxtasis o el silencio de la muerte. El grupo de plantas que más se asocia con las Parcas es la familia de las solanáceas *(Solanaceae),* entre cuyos miembros se incluyen el tabaco, la letal belladona, la mandrágora y el beleño, así como muchos de nuestros vegetales (no todas las solanáceas son venenosas o intoxicantes).

Las Moiras de la antigua Grecia son tres hermanas, Cloto, Láquesis y Átropos, y sus nombres están presentes en nuestras clasificaciones del mundo natural. Átropos, la inexorable, es homónima del género *Atropa belladona;* su nombre alguna vez fue utilizado como un término más general para las plantas que conforman esta categoría, como la antes llamada *Atropa mandragora*. También vemos su nombre en el alcaloide atropina, descubierto en 1831. Átropos es la Parca responsable de cortar el hilo de la vida y se le llama "inexorable" porque nadie puede escapar a ella. Tiene sentido que la *Atropa belladonna* lleve su nombre; si se ingiere en dosis elevadas, ¡puede cortar el hilo de la vida! De igual manera, los nombres, de las Moiras aparecen en el mundo animal: Cloto, la Parca hilandera, está asociada con la polilla cazadora común *(Theretra clotho)* y el género de la víbora de cascabel lleva el nombre de Láquesis, la Parca que mide la longitud del hilo.

Las solanáceas han sido relacionadas con la brujería, la magia del amor y el homicidio durante siglos. Un estudio más profundo de su mitología y folklore nos pinta la imagen de la brujería tradicional europea. Estas plantas pueden ayudarnos a conectar con espíritus, a viajar en espíritu y a sanar a niveles profundos. Históricamente consideradas oscuras y siniestras, gobernadas por Saturno en la astrología tradicional. Están íntimamente relacionadas con la muerte, el inframundo, el mundo de los espíritus y lo oculto. Trabajar con ellas en rituales y ceremonias, como aliadas espirituales, puede ayudarnos a profundizar en estas áreas, pero debemos hacerlo con cuidado. Hay muchas maneras de hacerlo en la magia, de forma tópica y simpatética.

Las plantas en la familia de las solanáceas comparten temas de sexo, muerte y poder. Existen espíritus transgresores, trabajadores de las sombras y caminantes de la muerte, que nos muestran las partes ocultas de nosotros mismos y del mundo en que vivimos. Los espíritus de las plantas en la familia de las solanáceas son terrenales, fuerzas telúricas y ctónicas. Encontramos su sabiduría en el bosque, la tierra fértil y el desierto hostil. No son plantas del reino celestial. Jamás tocadas por los dioses del cielo, ellas absorben su poder desde el inframundo. Son salvajes. Son femeninas y también lo es su magia sutil, furtiva y a veces siniestra, pero no en un sentido malicioso. En la astrología, el lado **siniestro** advierte sobre una influencia emergente, sea benéfica o perjudicial. Las solanáceas son plantas de la oscuridad, no por ser malignas sino porque son **lo otro**. Han tenido que sobrevivir en las sombras y aprender a progresar donde otras han fracasado. ¿Te suena familiar? Así debería ser.

Los elementales, los espíritus de la tierra y los ancestros son espíritus conectados con el poder físico de un lugar. Los *genii loci,* los dragones y las serpientes de tierra son ejemplos de espíritus telúricos o ctónicos. Algunos de ellos habitan sobre la tierra y otros dentro de ella. El jaguar, el coyote, la polilla y otras criaturas nocturnas también pertenecen a este reino. Son los poderes de la noche, la oscuridad y lo desconocido. Como luminaria del cielo nocturno, la luna también tiene poderes sobre los reinos sutiles y psíquicos. Estos poderes son diferentes a los poderes vegetativos y generativos que operan durante el día. Estas son fuerzas que nos encontramos al trabajar con las solanáceas, las plantas del destino y otras hierbas nocivas. Son las fuerzas del inframundo, los sitios no tocados por el sol. Este es el reino de la luna. **La brujería es la corriente primitiva de la furia femenina, un veneno lunar sublimado por siglos bajo el crisol solar del patriarcado.**

Los enteógenos son plantas y hongos que históricamente han tenido una importancia ceremonial o religiosa. Se utilizan en rituales para inducir estados alterados de consciencia y ayudar a los participantes a conectar con el mundo espiritual. Como mencionamos en el capítulo 1, **enteógeno** se traduce como "generar la divinidad interior". Es medicina espiritual herbal que crea experiencias de lo divino. Como término general, **enteógeno** suele utilizarse como sinónimo del término **psicodélico**, aunque denota una connotación espiritual que contrasta con el uso recreativo. Hemos comenzado a ver, a través de la experiencia y de sostener discusiones matizadas acerca de estas plantas y hongos, que existen muchos tipos distintos de enteógenos o, cuando menos, diferentes tipos de uso enteogénico, pues muchas de estas especies pueden utilizarse para varios propósitos. Thomas Hatsis abunda sobre esta idea en su libro de 2018, *Psychedelic Mystery Traditions*, en el que define categorías enteogénicas como **pythiagen** (un enteógeno utilizado con fines adivinatorios) y **somnitheogen** (un enteógeno que trabaja a través de sus efectos inductores del sueño).

Me gusta utilizar el término **ctónico** para distinguir el trabajo con plantas relacionadas con los espíritus de los muertos, los espíritus familiares, los viajes por el inframundo y las prácticas de menor orientación celestial. Como los otros términos, el término **ctónico** se refiere a cómo se emplea la planta y en qué contexto. Cuando trabajamos con plantas como el beleño y la datura o incluso con hongos mágicos, accedemos a sus cualidades ctónicas a través de la práctica ritual enteogénica. Son plantas del inframundo que, cuando se utilizan de forma enteogénica, crean experiencias ctónicas. Entre ellas podemos incluir al trabajo con deidades "oscuras", practicar la necromancia o trabajar con fuerzas ocultas para avanzar en nuestra práctica de brujería. Algunos brujos de la senda de los venenos adoptan el enfoque psicodélico para conectarse con la consciencia galáctica y con entidades interdimensionales, mientras que otros se identifican más con el trabajo con la consciencia de la Tierra y sus espíritus.

LA MAGIA DEL VENENO

La primera transmisión de veneno tuvo lugar en el Jardín del Edén; una corrupción física y espiritual, de acuerdo con el narrador de la historia. El intoxicante fuego del paraíso nos fue entregado por la serpiente, un símbolo antiguo de medicina, sabiduría y liberación sexual. Daniel Schulke escribe: "Esta transmisión de poder se origina con Samael, la transgresora y tentadora serpiente-ángel que ofreció veneno a la Primera Mujer. De hecho, el nombre hebreo Samael puede traducirse como 'veneno de Dios'" (Schulke 2017). Somos el subproducto venenoso de la creación del mundo, infectando y transformando todo lo que tocamos. Existe una relación íntima entre los arquetipos del envenenador y el brujo. Tanto uno como el otro ejercen poder, rompen tabúes y van contra las normas. Muchas de las figuras envenenadoras a lo largo de la historia son mujeres, legendarias heroínas feministas del folklore que también se creía operaban en lo oculto.

La magia de los venenos proviene de un interés en las ideas premodernas acerca de las toxinas, tanto físicas como espirituales, y del folklore y la superstición relacionados con el contagio y la protección contra el veneno. Se ha utilizado magia venenosa para adquirir poder y gnosis a través de la transformación interior, las relaciones con los espíritus de las plantas o medios más perversos. En la vida diaria, la magia de los venenos puede aplicarse para transmutar energías tóxicas, proteger los límites individuales y reclamar el poder personal.

Aunque en sus formas más crudas el veneno se ha utilizado para dañar, como concepto metafórico tiene un potencial mucho mayor. En simultáneo, *venenum* significa "medicina", "veneno" y "magia". Las palabras para estos conceptos solían ser ambiguas en el mundo antiguo y daban cabida a múltiples interpretaciones, según el contexto. Al aplicar este concepto a la magia de los venenos, podemos comprenderlo como un medio para:

- Trabajar con veneno como medicina espiritual
- Destruir influencias dañinas e indeseadas
- Recuperar el poder personal
- Destruir constructos dañinos a nivel individual y colectivo
- Vivir experiencias catárticas o transformadoras de perspectivas
- Trabajar contra el patriarcado, el colonialismo, el capitalismo, la misoginia, la homofobia, la xenofobia, etcétera
- Empoderar al individuo
- Conectar con fuerzas ocultas y espirituales a través del tabú

Las toxinas botánicas, minerales y animales han desempeñado una función importante en la historia humana, con influencia sobre la política, la medicina y la religión; incluso en la química de nuestro cerebro. Nuestros ancestros más antiguos usaron venenos como medios para mejorar la cacería mediante la creación de proyectiles tóxicos o la instalación de trampas envenenadas para presas más peligrosas. Los venenos otorgaban poder y seguridad a aquellos que sabían cómo utilizarlos y esta información era cuidadosamente resguardada en el mundo antiguo. Esa secrecía creaba un aire de misterio a su alrededor. La gente veía funcionar al veneno, pero no sabía cómo operaba o cómo era preparado. La naturaleza oculta del veneno, la secrecía involucrada en su preparación y los pretextos por los cuales se usaba, dieron lugar a muchas supersticiones y amuletos apotropaicos que buscaban la protección contra este peligro invisible. Esta virtud oculta y su inseparable conexión con la brujería, hacen que el veneno sea un tema de interés para el practicante de magia. El veneno ha sido utilizado para matar, pero también para proteger, sanar, encantar, intoxicar y agitar las pasiones. La magia también ha sido utilizada para todos estos propósitos.

Podemos transitar por muy distintas avenidas al considerar las implicaciones ocultas y mágicas del veneno. La identificación de toxinas espirituales, la transmutación de energía no deseada o "contaminada", la transgresión de tabúes para la gnosis y las aplicaciones de magia práctica se encuentran dentro del repertorio del envenenador. Trabajar con plantas venenosas individuales en el huerto, estudiar su medicina y conectar con ellas como aliadas mágicas nos enseña que el término **veneno** oculta efectos diversos. Como componente en la magia y el ritual, el veneno aporta un poder que puede ser dirigido a través de símbolos, espíritus y otras correspondencias ocultas asociadas. Aquí se hace borrosa la línea entre veneno y brujería; el veneno se convierte en una fuerza invisible y poderosa, capaz de sanar y hacer daño, según la intención del practicante.

En las siguientes secciones exploraremos algunas de las conexiones históricas, folclóricas y esotéricas entre veneno y brujería.

UNA HISTORIA TÓXICA

Algunas de las menciones más antiguas de venenos pueden encontrarse en la *Odisea* de Homero, donde el héroe Odiseo envenena sus flechas con eléboro. Se creía que Hércules, el mítico héroe, inventó la "flecha envenenada" cuando sumergió sus propias flechas en la sangre venenosa de la Hidra. Las flechas envenenadas y sus efectos son incluso descritos en la Biblia. El vínculo entre veneno y flecha es tan antiguo que están conectados en términos lingüísticos: la palabra **tóxico** se deriva del griego *toxikón* y del latín tardío *toxicum*. La raíz de la palabra se conecta con *toxon*, la palabra griega para "arco", que es muy cercana a *taxon*, término griego para el árbol del tejo. La madera de tejo (género *Taxus*), por su parte, era la preferida para fabricar arcos y flechas.

Veneficium (magia de venenos) y *maleficium* (brujería) eran sinónimos en el mundo antiguo. Donde había veneno, había brujería. Los escitas de Asia Menor fueron temidos en la antigüedad. Eran conocidos por ser feroces en la batalla y expertos en hechicería y venenos. Ellos crearon una poderosa toxina llamada *scythicon* y empleaban la guerra psicológica para aterrorizar a sus enemigos. Los celtas galos también eran temidos por los griegos y los romanos. De acuerdo con Plinio el Viejo, los celtas envenenaban sus flechas con una fórmula llamada *limeum*, preparada con eléboro.

Los antiguos tesalios también causaron temor por sus venenos y prácticas de brujería. Las brujas de Tesalia, como son conocidas, son quizás una de las formas más antiguas de la bruja arquetípica. Una de las más famosas es Crisame, famosa por ser responsable de la derrota de los jonios en Eritrea, lo que logró gracias a sus conocimientos de venenos, psicología y costumbres rituales. Un oráculo había aconsejado al rey Canopo que nombrara general de su ejército a Crisame. El rey aceptó el consejo y Crisame ideó un pérfido plan para engañar al ejército enemigo y hacerle devorar carne impregnada de veneno alucinógeno.

A lo largo de la historia, el veneno, al igual que la brujería, ha sido utilizado para demonizar, repudiar y acusar a individuos de actos atroces. Era igual de fácil acusar a alguien de envenenamiento que de brujería. Ambos delitos suelen encontrarse en los mismos documentos judiciales. No todos los envenenadores fueron héroes de la tradición; sin embargo, en muchos casos el veneno fue capaz de nivelar las fuerzas al poner el poder en manos de los débiles y derrocar regímenes. Deshacerse de un marido abusivo, asesinar al heredero al trono, la usurpación y la aniquilación de rivales, son algunas de las causas por las que los envenenadores eran contratados.

El envenenamiento estuvo de moda en la Europa renacentista. Los alquimistas, boticarios y herboristas surtían ingredientes a sus clientes para la producción de venenos y otras pociones. Los adivinos y los astrólogos podían encontrarse en los mismos círculos de personas que buscaban ventajas en las cortes reales. Catalina de Médici es un gran ejemplo de ello y a menudo recibe crédito como la iniciadora de la "moda" del envenenamiento en la corte francesa. El Caso de los Venenos fue un gran escándalo en la corte del rey Luis XIV, en el que se desenmascaró una organización criminal clandestina formada por varios nobles liderados por Catalina Monvoisin. Hubo acusaciones de tráfico no solo de venenos, sino también de magia negra y hechizos de amor.

Muchos de los más infames envenenadores de la historia resultaron ser mujeres. Es interesante que ellas también parecen haber tenido alguna especie de asociación oculta o, cuando menos, una acusación de brujería. Hablaremos sobre algunas de ellas más adelante, en este mismo capítulo.

FOLKLORE Y SUPERSTICIÓN

Gran parte del folklore y de las supersticiones que rodean al veneno se relacionan con la protección, detección y neutralización del mismo. A lo largo de la historia, el veneno fue considerado una corrupción tanto espiritual como física. Las ideas antiguas acerca del contagio, o la transmisión de enfermedades a través del "miasma" o aire maligno, influyeron en cómo la gente se protegía. La muerte y la enfermedad eran consideradas fuerzas malignas invisibles hasta hace un par de siglos, cuando comenzamos a comprender la microbiología, y aún persiste un elemento oculto en nuestra comprensión de estas energías. Contaminación, intoxicación, transgresión y antinomismo; todos estos conceptos se mezclan en la idea del veneno como una influencia oculta a la que se puede acceder para propósitos mágicos. Al ver cómo otras personas han pensado e interactuado con esta fuerza, nosotros podemos enriquecer nuestro propio entendimiento.

Incontables amuletos, talismanes y otros objetos apotropaicos han sido creados como protección contra el envenenamiento. Lenguas fosilizadas de serpientes, cuernos de unicornio y las codiciadas bufonitas, se encontraban entre los numerosos amuletos mágicos que se creía protegían a su portador contra cualquier envenenamiento. Si bien las lenguas de serpiente en realidad son dientes de tiburón, los cuernos de unicornio son colmillos de narval y las bufonitas son dientes fosilizados de criaturas marinas, no toda la protección contra venenos era puramente mágica. Antídotos minerales, como las esmeraldas, los fósiles y las arcillas ricas en minerales, eran portados en caso de envenenamiento para absorber las toxinas. Se creía que el jade, el ágata y la amatista contrarrestaban los venenos en cualquier líquido donde se depositaran. Las *Alexipharmaka* eran fórmulas utilizadas para contrarrestar venenos, así como las *Theriaca* se usaban como antídotos. Las *Theriaca* eran preparaciones antiguas que consistían en múltiples ingredientes, las cuales se originaron como cura contra serpientes venenosas y perros con mal de rabia; más tarde se convirtió en un término general para un antídoto contra todos los venenos conocidos, así como el término *alexifármico* describía a un antídoto contra el veneno o la infección. La ambigüedad entre *pharmaka* y *venena* era común en el mundo antiguo. Al ver la descripción de estos compuestos nos damos una idea de nuestra comprensión inicial del veneno, antes de que se transformara en un término general para cualquier cosa que fuera mortífera.

LO OCULTO

El veneno es una fuerza primitiva. Está en todas partes y en ninguna porque todo tiene el potencial de ser venenoso: las plantas, los animales, los minerales, las excreciones y las extracciones, los espíritus y las energías. Incluso describimos a otros seres humanos, emociones y situaciones como "tóxicos" cuando son dañinos para nosotros. Veneno es cualquier cosa que cause destrucción en los organismos que entran en contacto con él, Es contradictorio, un subproducto antitético de la creación. El veneno es opuesto a la vida.

Para cualquier práctica que involucre la magia de los venenos, la higiene espiritual emplea la observancia de tabúes, limpieza y purificación, además de prácticas preventivas para evitar el contacto con fuerzas consideradas viciadas, corruptas e infecciosas. Los baños rituales, la evitación de ciertos alimentos y el trabajo con hierbas sagradas eran algunas maneras de impedir que energías potencialmente tóxicas se acumularan en el cuerpo.

Esto no significa que debamos invertir toda nuestra energía en protegernos contra el veneno. Ya está alrededor y adentro de nosotros. Nuestro trabajo es desarrollar una comprensión más profunda y personal de estas fuerzas. Dicho lo anterior, existen unas cuantas personas que se enfocan en los aspectos ocultos de este trabajo; buscan el tabú, ya sean plantas venenosas, estados alterados, los muertos o la oscuridad, para obtener poder personal, gnosis espiritual y conexión con lo divino. Un gran ejemplo son los *aghoris*, una secta de ascetas devotos de Shiva, el dios del éxtasis, la intoxicación y el veneno, entre otras cosas. Estos practicantes chamánicos emplean técnicas de trance para conectarse con su deidad y consumen venenos psicoactivos, duermen en cementerios y usan restos humanos en sus rituales para iniciar estos estados de consciencia a través de la ruptura de un tabú. En la brujería, esto se llama "rito transgresor" y significa que una creencia ampliamente adoptada o un tabú común se rompe para crear cambios en la perspectiva y la consciencia. Existen maneras menos extremas de lograrlo; cuando trabajamos con plantas venenosas, por ejemplo, rompemos un tabú porque durante mucho tiempo se nos ha dicho que nos mantengamos alejados de ellas.

ENVENENADORES INFAMES

En muchos sentidos, veneno es sinónimo de brujería. Cada uno de estos conceptos es una fuerza invisible que se envuelve en el secreto, bajo riesgo de persecución y enjuiciamiento.

Los venenos fueron las medicinas de la gente, hasta que los poderes nos dijeron que eran demasiado peligrosos para nuestro uso y crearon análogos sintéticos para vendérnoslos y nos quitaron nuestras plantas de poder. Con la magia de los venenos reclamamos nuestro conocimiento y protegemos a esas personas y lugares que han sido auxiliares de la medicina de las plantas de poder para mantenerla viva. La maquinaria bélica industrial del patriarcado busca perpetuar el temor de que estamos más seguros al evitar al mundo natural en favor de la seguridad fabricada, pero incluso en la actualidad, como siempre ha sido, hay personas y plantas que no se detendrán ante nada para manifestarse en contra de que eso suceda.

En la siguiente sección revisaremos algunas de las más prominentes y reconocidas figuras históricas y entidades mitológicas y espirituales que están asociadas con el veneno. Podemos trabajar con estas figuras, como con cualquier aliado espiritual, para una variedad de propósitos mágicos a través de sus asociaciones simbólicas y nuestros encuentros personales con ellas. Pueden ayudarnos a lograr una comprensión más profunda de las energías con las que a veces conectamos, cuando trabajamos con ciertas plantas venenosas aliadas o cuando realizamos magia de venenos. Podemos considerarlas como espíritus tutelares potenciales o, cuando menos, aliados de apoyo. Dicho lo anterior, recuerda que las entidades espirituales representan diferentes cosas para personas distintas; una figura que parezca aliada para una puede ser adversaria para otra.

Mujeres legendarias

El arquetipo de la envenenadora parece flotar en la superficie del inconsciente colectivo, y esto tiene sentido si consideramos todos los crímenes contra lo femenino a lo largo de los últimos milenios y la lucha actual por los derechos humanos equitativos. Como Medea y Circe, poderosas mujeres que son tanto patronas de la brujería como envenenadoras, han sido elevadas al estatus legendario de heroínas y aliadas folclóricas. Como ya veremos, muchas de ellas se manifestaron en directa oposición contra el patriarcado y la Iglesia. Algunas fueron chivos expiatorios y envilecidas, tal parece que tanto por ser mujeres como por ser poseedoras de conocimientos de venenos.

Locusta
PERIODO: PRIMER SIGLO DE LA ERA ACTUAL

Envenenadora gala por contrato, Locusta fue comisionada por Agripina, anterior emperatriz de Roma, para que asesinara al emperador Claudio y preparara el camino para que su hijo Nerón ascendiera al trono. Locusta tuvo éxito en la tarea, pero luego fue el chivo expiatorio de aquel asesinato y fue encarcelada. Sin embargo, fue liberada por el emperador Nerón y continuó aniquilando a otros, incluso a Británico, hijo de Claudio.

Lucrecia Borgia
PERIODO: SIGLO XV

Hija del cardenal Rodrigo de Borgia, que más tarde se convertiría en el papa Alejandro VI, Lucrecia nació en la familia Borgia que dominó la Italia renacentista. Algunos los llaman la original familia criminal italiana y, de hecho, cierto número de muertes misteriosas ocurrieron alrededor de los

Borgia. Se rumoraba que Lucrecia era envenenadora y se decía que portaba un anillo venenoso en las fiestas. Ella huyó para escapar de sus acusadores, pero los señalamientos de asesinato e indecencia sexual la persiguieron.

Los Borgia y el Consejo de los Diez (uno de los cuerpos de gobierno de la República de Venecia) usaban un veneno conocido como *la cantarella*. La receta no sobrevivió, pero puede haber contenido fósforo, acetato de plomo y arsénico o cantaridina.

Catalina de Médici
Periodo: Siglo xv

Catalina de Médici, nacida en una noble familia italiana, se casó con el rey Enrique II de Francia. Como ya he mencionado, ella tiene el crédito de haber introducido la moda del envenenamiento en la corte francesa. Se dice que tenía una obsesión por los venenos y las pociones; contrataba a alquimistas y a boticarios y probaba los venenos en sus personas elegidas. Tenía un notable interés por lo oculto y la astrología; también consultaba a famosos adivinadores, como Cosimo Ruggeri y Nostradamus. Fue sospechosa de brujería cuando tuvo dificultades para concebir un heredero durante sus primeros años de matrimonio con el rey (con el tiempo dio a luz a diez hijos). Se rumoraba que practicaba magia negra y que participaba en cultos satánicos.

Giulia Tofana
Periodo: Siglo xvii

En la Italia del siglo xvii el divorcio no era una opción, y muchas mujeres sufrían violencia física y otros asaltos a su persona por parte de sus esposos. Giulia Tofana, quien admitió haber cometido seiscientos asesinatos usando veneno para ayudar a las mujeres a escapar de estas situaciones, se convirtió en una de las primeras heroínas folcóricas feministas. Ella aprendió sobre venenos gracias a un boticario, y enseñó estos conocimientos a sus hijas, quienes dirigieron exitosas empresas de cosméticos y disfrazaron su veneno como un producto de belleza llamado Aqua Tofana.

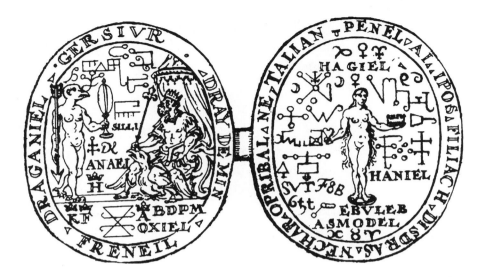

Talismán de Catalina de Médici

Aqua Tofana

El Aqua Tofana fue originalmente formulada como polvo, pero más tarde fue remplazada por un líquido. Se decía que solo entre cuatro y seis gotas del producto podían matar a un hombre. Cuando se usaba de forma correcta, se podía determinar con precisión el momento de la muerte, que sería similar a una enfermedad terminal.

Los síntomas provocados por el Aqua Tofana eran consistentes con el envenenamiento por arsénico. Entre otros ingredientes incluía belladona, antimonio, plomo y cantaridina.

Figuras mitológicas

El veneno como instrumento literario representa fuerzas que son primitivas, incontrolables y destructivas. Sus propiedades son mágicas y transformadoras. El veneno desempeña una función importante en algunos mitos de la creación del mundo e historias del origen de los dioses. Esas figuras relacionadas con el veneno son apartadas del resto, por usarlo como arma o como un medio para hacer magia. A través de esas historias, nosotros podemos comenzar a desarrollar una idea de la conexión entre el veneno y la medicina, lo divino y lo infernal, la enfermedad y la cura.

La Hidra

La Hidra, una monstruosa serpiente mitológica, tenía sangre venenosa y numerosas cabezas que se regeneraban después de ser cercenadas. Se dice que Hércules se encontró con esta "monstruosa mujer serpiente" y concibió tres hijos con ella, quienes se convertirían en los ancestros de Escitia. Cuando por fin Hércules mató a la Hidra, remojó sus flechas en su veneno. En algunas representaciones, la diosa Atenea aparece recolectando el veneno en un recipiente (Mayor 2003).

Medusa y las Gorgonas

Las Gorgonas, cuyo nombre significaba "terrible" o "feroz", en algunas historias eran representadas por una entidad, mientras que en otras eran tres hermanas. Fueron representadas en antiguas pinturas y esculturas griegas de jarrones como mujeres aladas con amplias cabezas redondas, serpenteantes rizos de cabello, grandes ojos fijos, enormes bocas, lenguas colgantes, colmillos de cerdo, anchas fosas nasales y, en ocasiones, barbas cortas e hirsutas. La más famosa de ellas era Medusa, de quien se dice que antes fue una hermosa doncella, violada por el dios Poseidón y maldecida por ello por la diosa Atenea. Ella es el espíritu tutelar de aquellos que han sido agredidos y después castigados por el daño que se les ha causado. El espíritu de Medusa nos enseña a deleitarnos en nuestra monstruosidad, a ser terribles y bellos. Este espíritu rebelde busca envenenar al patriarcado y ha sido invocado a lo largo de la historia para infundir libertad y poder a las mujeres dispuestas a ejercer su magia.

Gula

Gula, la mujer, la poderosa, el príncipe de todas las mujeres.

Su semilla con veneno incurable,
sin problema; en su cuerpo ella coloque
cada día de su vida.
Que sangre y pus como agua él derrame.

Inscripción en tablas sumerias
del 1.400 a.n.e., una de las más antiguas
conexiones entre veneno y brujería
(de Thompson 1924, 26)

De acuerdo con C. J. S. Thompson, escrito en 1899, la deidad más antigua asociada con el veneno es Gula, reverenciada por los sumerios desde el año 4500 antes de nuestra era. Conocida como "señora de los encantamientos y hechizos" y "controladora de venenos", también fue patrona y protectora de escuelas de medicina en Borsippa y Sirpurra, en la antigua Babilonia (Thompson 1924, 26). Gula era conocida como una gran sanadora, pero también por ser capaz de maldecir a los malhechores con hierbas venenosas.

Samael

Samael es un arcángel de la tradición talmúdica y es percibido como una entidad adversa. Es un ángel seductor y destructor que cumple una función divina que, en última instancia, resulta en el plan de Dios para los seres humanos y su salvación. Él no es malo, pero tiene la tarea de actuar como adversario para la humanidad. Aparece con frecuencia en la historia del Jardín del Edén, en asociación con la serpiente que provoca la expulsión de Adán y Eva. También se considera que fue el consorte de Lilith y padre de Caín. El nombre de Samael se traduce como "veneno de Dios" y, en este caso, el veneno es el conocimiento o el acto de transgresión de ángel a humano. Podríamos considerar esta inteligencia extraterrestre, la evolución de la consciencia humana, debido a factores no humanos: la transferencia del poder angélico en la historia de la Caída, en la que aquellos ángeles que habían sido expulsados del Paraíso concibieron hijos con las hijas de los hombres y a través de quienes nació la línea espiritual de la brujería llamada **fuego de bruja**. Daniel Schulke escribe: "La transmisión de veneno, primero de ángel a árbol, luego a Eva y de Eva a Adán, oculta una fórmula iniciática de la Senda de los Venenos,

la transmigración de veneno, que representa la transferencia y la evolución de principios destructivos de un cuerpo a otro" (Schulke 2017, 147).

Apolo
Como ejemplo perfecto de la naturaleza multifacética de la divinidad, Apolo es, al mismo tiempo, una deidad de la luz y la sanación y un portador de peste y pestilencia. Es común que los espíritus asociados con la medicina contengan aspectos oscuros y luminosos a la vez, como la capacidad de sanar y de dañar, en gran medida como los aspectos duales de los remedios que sirven como medicina y también como veneno.

Babalú Ayé (también Omolu)
Babalú Ayé es uno de los más temidos y adorados *orishas* del pueblo yoruba y sus tradiciones descendentes. Es un dios del contagio y la enfermedad, pero también de la salud y la sanación, otra manifestación del tema común de dualidad en sanadores espirituales. Es un doctor divino de pestes que atiende a los enfermos, pero que también es capaz de causar enfermedad para castigar a los malhechores. En las tradiciones sincréticas es representado como el santo católico Lázaro. Los seguidores rezan a Babalú Ayé para pedir ayuda al facilitar la transición a la muerte cuando la gente se acerca a su final.

Shiva-Vishapaharana
Shiva es el dios hindú del veneno, la intoxicación y el éxtasis. La primera parte del epíteto *Vishapaharana* ("el señor que se tragó el veneno del mundo") es *visha*, "veneno". En el mito hindú de la creación, descrito en el *Rig-veda*, la vaca sagrada agita las aguas del océano primigenio y libera el veneno *halahala*. Es tan letal que puede matar a los dioses, de manera que Shiva lo bebe para salvarlos. Así es como adquiere el azul de su garganta o su cuerpo; el color refleja el azul del acónito, una de las plantas sagradas de Shiva. Como ya se mencionó, los devotos de Shiva, los aghoris, consumen *Aconitum ferox, cannabis, Papaver somniferum* y *Datura metel* por sus efectos enteogénicos para conectarse con Shiva a través del trance (Rätsch 2005, 32).

San Antonio

San Antonio es el santo patrono de todos los que están perdidos. El fuego de san Antonio, también conocido como, el fuego santo, es otro nombre para el ergotismo, la condición que surge después de mucho tiempo de envenenamiento con ergot o cornezuelo y la sensación quemante que causa en la piel. El hongo ergot, que a veces crecía en los campos premodernos de granos, causaba alucinaciones masivas debido a su contenido alcalino. El hongo ergot es una fuente natural de ácido lisérgico o LSD.

Eitr

De acuerdo con el mito nórdico de la creación, según se describe en el *Vafthrúdnismál* de la antigua *Edda Poética, eitr* es un veneno generativo responsable de toda la vida. Los ríos congelados conocidos como Elivagar son la fuente de este veneno, el cual creó el cuerpo de Ymir, el primer gigante, de cuyos restos se creó el mundo. Si bien el *eitr* es responsable de la creación del mundo, también es un veneno letal capaz de matar a los dioses; otro ejemplo del veneno como poder primigenio creativo y destructivo a la vez.

LA MEDICINA CHINA Y LA MAGIA *GU*

Me ha resultado útil estudiar culturas y tradiciones donde la comprensión del veneno ha evolucionado de manera distinta a como lo ha hecho en occidente. Explorar los paralelismos y las diferencias entre conceptos de veneno, toxinas y sus contrapartes ocultas nos da una mejor idea de la fuerza omnipresente que ha estado con nosotros desde el principio mismo. Como concepto, el veneno evolucionó a lo largo de muchos milenios y nuestra comprensión de su mecanismo de acción se refleja en el lenguaje que empleamos para discutir su naturaleza. El siguiente ejemplo mira hacia oriente a través de la medicina tradicional china, un sistema en el que las plantas típicamente consideradas venenosas en occidente se utilizan a menudo para fines médicos.

Existen algunas palabras con significados similares a considerar en la discusión sobre el concepto de veneno en la medicina china. *Du* es la palabra china estándar para "veneno" en la actualidad, pero en el pasado tenía un significado ligeramente distinto: "potencia". La filosofía médica china reconoce la dualidad detrás del poder para curar y para dañar; en lo que se refiere al uso de ingredientes potentes como el acónito para tratar enfermedades, toma un enfoque distinto en comparación con la medicina herbal occidental, que tiende a alejarse de los ingredientes potencialmente tóxicos.

En occidente, específicamente a finales de la Europa medieval, la separación entre veneno y medicina se hizo más distintiva en la mente de la gente. Esta distinción se cristalizó, a principios del periodo moderno, con el surgimiento de la toxicología (Liu 2011, 6). En comparación, en la medicina china los medicamentos se reducían a compuestos unitarios con acciones únicas. Mejor dicho, eran vistos como "sustancias maleables cuyos efectos variaban considerablemente con el ajuste de la dosificación y el procesamiento" (Liu 2021, 56). La variedad de técnicas de preparación de medicamentos, conocida colectivamente como *pao zhi,* puede incluir hervir, cocer al vapor, freír, remojar en salmuera, etc., para reducir la toxicidad de una hierba o mejorar su eficacia. La dosificación y el método de administración también son esenciales para lograr que las medicinas funcionen de una manera específica.

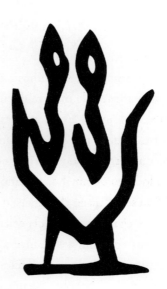

Glifo para *gu* en inscripción de hueso oracular; significa veneno y embrujamiento

Como vemos en los *pharmakis* de la antigua Grecia, en los *taitas* amazónicos, en los *rootworkers* afroamericanos y en los *wortcunners* anglosajones, los individuos chinos conocedores de las hierbas medicinales también estaban asociados con el mundo de los espíritus y las artes mágicas. Antes de la medicina moderna, la persona común tenía algún tipo de conocimiento herbal para sobrevivir, y ese conocimiento se transmitía de una generación a otra. Sin embargo, ciertas plantas de alta potencia eran guardadas en secreto y conocidas por muy pocos. La manera adecuada de extraer la medicina o el veneno de esas plantas a voluntad era una habilidad que colocaba a estas sabias personas en una posición de poder.

La historia y el folklore chinos hacen referencia a los *fanshi*, sanadores que eran buscados por sus preparaciones curativas pero que también vivían como marginados sociales, lo cual hace eco con el paradigma del marginal venerado. Estos individuos eran tolerados porque eran necesarios y también temidos. Combinaban la alquimia, la astrología y las artes mágicas con sus prácticas de preparación de medicinas, aunque sus métodos eran considerados poco ortodoxos. Ocupaban una posición social inferior, pero también eran convocados a la corte real por sus fórmulas. Tal como el *venefica* o envenenador occidental, su trabajo ahondaba en lo oculto y estaba envuelto en el misterio.

El *gu* era percibido como contagio físico y espiritual, una sustancia tóxica de aura maléfica que era capaz de matar a distancia, similar al "aire maligno" o miasma asociado con la muerte en occidente. Aunque había algunos venenos errantes *gu* con forma de enfermedades demoníacas, así como *gu* con forma de criaturas dañinas, la forma más temida de *gu* era la fabricada por los seres humanos.

Como ocurre en occidente con el veneno, el concepto de *gu* se asocia con lo femenino en oriente. El *Clásico de los cambios,* un texto del sistema chino de adivinación conocido como *I-Ching*, muestra al *gu* como uno de sus 64 símbolos hexagonales. En esencia, el pictograma representa un destructivo poder femenino (fuerza flexible) que doblega y arruina todo lo que está en pie; es decir, la autoridad masculina (Liu 2021, 70). El *gu,* como otros poderes femeninos, era considerado difícil de predecir y de capturar, y con capacidad para la transformación.

La historia china ofrece varios ejemplos de mujeres que fueron acusadas de practicar magia *gu* (veneno). De manera muy parecida a la locura de las brujas

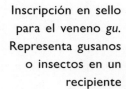
Inscripción en sello para el veneno *gu*. Representa gusanos o insectos en un recipiente

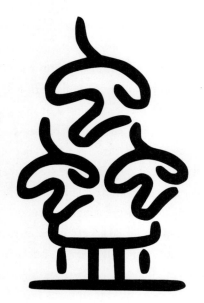

en occidente, esas acusaciones solían dirigirse a mujeres que ya habían sido rechazadas por la sociedad y exiliadas a las afueras del imperio. La clase social y el origen regional de sus familias también entraban en juego.

Para crear veneno *gu*, el practicante vierte cierto número de criaturas ponzoñosas en un recipiente, pero también agrega su propia malicia a la mezcla. De esta manera, el veneno toma forma a través de la intención destructiva de su creador para convertirse en una especie de hombrecillo oscuro. Se creía que algunas personas cultivaban veneno *gu* para obtener poder personal, para robar la riqueza de otros, para provocar que otros se enamoraran o sintieran lujuria y para afligir a sus enemigos a distancia. En un pergamino de Chao Yuan Fang, médico del siglo I, leemos que "la aflicción de otros da poder al poseedor de *gu*" (Liu 2021, 71). Se creía que los forasteros, los criminales y otros malhechores adoraban al *gu* y a su demoníaca esencia por el poder que les confería.

La brujería *gu* es una especie de combinación entre ataque psíquico y el truco *hoodoo* de "poner cosas vivas" en alguien. Las drogas utilizadas para tratar el envenenamiento *gu* son muchas de las mismas que se usaban para expeler demonios. Ingredientes potencialmente venenosos, como rejalgar, crotón, acónito y ciempiés, se utilizan para combatir veneno con veneno mediante un violento proceso de purga (Liu 2021, 72). Con un enfoque de que "lo que no te mata, te hace más fuerte", los doctores chinos creían que "el veneno ofrecía una poderosa solución para apuntar y destruir a esos obstinados pero discretos agentes patológicos" (Liu 2021, 62).

Dado que el *gu* es percibido como energía femenina o yin, se remedia con el uso de la feroz energía masculina o yang. El acónito es conocido por tener una feroz energía y se consideraba como un antídoto para el *gu*. Otro era el de una serpiente roja que hubiera muerto el quinto día del quinto mes y hubiese sido incinerada. Este concepto también es la base del amuleto chino de los cinco venenos, un talismán protector de la suerte que representa a las cinco criaturas con *gu:* ciempiés, tigre/serpiente, araña, sapo y lagartija, impreso en monedas que se portan como talismanes de protección.

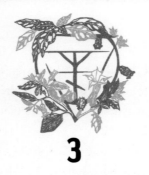

3

Venefica

Las numerosas ramas de la senda de los venenos

MUERTE, ENFERMEDAD Y CONTAGIO: TRABAJO DE CEMENTERIO

Nuestra comprensión del veneno se conecta con nuestra comprensión de la muerte y la enfermedad. Desde mucho tiempo atrás se ha considerado que los muertos tienen cualidades espirituales malévolas y contagiosas, con muchos tabúes enfocados en contener y prevenir que esas energías escapen. Esas manifestaciones espirituales de nuestra más antigua comprensión de descomposición y contaminación, son paralelas a lo que la toxicología moderna describiría en términos microbiológicos cientos de años después.

Espíritus pestilentes

En tiempos remotos, el temor a los *spiritus pestilens* (espíritus pestilentes) no era infundado. En la época de Marco Aurelio, por ejemplo, los soldados romanos conquistaron la ciudad de Seleucia, entonces parte del imperio parto iraní. Se dice que los romanos abrieron un cofre de oro en el templo de Apolo, con lo que liberaron un espíritu terrible cuya maligna infección se extendió pronto por todas partes. La Peste Antonina, como se la conoce hoy, fue catastrófica y quizá la primera causa de la posterior caída del imperio romano.

Años después, la Peste Negra provocó tres siglos de muerte, desesperanza y acusaciones de *pestis manufacta* (enfermedad de origen diabólico); es decir, el contagio intencional de enfermedad. En un estudio sobre la locura de la cacería de brujas en Europa, el antropólogo Homayun Sidky señala la correlación entre la histeria del contagio de la peste y las resultantes cacerías de brujas (Sidky 1997, 78). Se pensaba que tanto la brujería como el contagio de la peste eran instigados por Satanás.

La epidemia provocó actos fanáticos, como la autoflagelación, los chivos expiatorios, la violencia física y la culpa a lo sobrenatural. Crecieron temores cimentados en prejuicios de larga duración, lo cual llevó a alegaciones de que, por ejemplo, la peste era causada por judíos que envenenaban los pozos (Sidky 1997, 87), mediante el uso de polvos y ungüentos mágicos. La paranoia se extendía a medida que se elevaba el conteo de muertes y las acusaciones infestaron todos los niveles y las ramas de la sociedad. Eran particularmente condenatorias hacia cualquier persona que se encontrara fuera de la sociedad aceptada, incluso no solo hacia mujeres sospechosas de ser brujas, sino hacia cualquier individuo que estuviera relacionado con la muerte y la enfermedad, como los sepultureros, los manipuladores de cadáveres, los leprosos y los indigentes. Muchos de ellos fueron torturados hasta que confesaban haber esparcido venenos de peste, y luego eran quemados vivos.

Plantas necrománticas

El temor a la proximidad de los muertos también se extiende al mundo de las plantas. Desde tiempos antiguos se ha dicho que las plantas que crecen en un cementerio adquieren una cualidad nociva o "tóxica", pues reciben nutrientes de los muertos en el inframundo. Todas las plantas y otros materiales recolectados del camposanto mantienen esta propiedad funesta.

Desde mucho tiempo atrás, las plantas venenosas y alucinógenas han desempeñado una función importante en ritos funerarios y necrománticos. Se consideraba que tenían una conexión con los muertos, no solo por ser capaces de causar muerte, sino también porque se creía que sus cualidades maléficas eran un poder transferible que se originaba en el inframundo y se infiltraba en ellas. Heródoto describió un renombrado *necromanteon*, un oráculo de los muertos, en Éfira, y los estudiosos creen que varias plantas venenosas y alucinógenas que crecían en el área (belladona, beleño negro y hierbas que se decía habían brotado del esputo de Cerbero) eran utilizadas en los ritos necrománticos que se celebraban allí. Odiseo, el primer personaje mitológico en untar veneno en sus flechas, navegó a Éfira para buscar esas plantas mortales: "Éfira en Épiro, cerca del río Estigia y la desembocadura del río Aqueronte del Hades, era un sitio adecuado para recolectar venenos, ya que en la antigüedad tenía fama como una de las 'puertas' hacia el reino de los muertos" (Mayor 2003, 57).

Trabajo de cementerio

Existen muchas razones para trabajar con los muertos y muchos métodos para acceder a esa conexión. Comencemos por algunas indicaciones simples para este tipo de trabajo:

- Coloca protecciones (talismanes, plegarias, aceites para unción, etcétera) con anticipación.
- Límpiate antes y después (tal como te bañarías antes de visitar a tus parientes vivos).
- Traza un círculo de protección; es decir, una barrera física para establecer los límites espirituales.
- Haz una ofrenda (incienso, tabaco, miel, alcohol, cigarrillos, dulces, etcétera).
- Coloca un punto focal de manifestación u objeto de comunicación (espejo, esfera de cristal, vela, brasero para incienso) en su propio círculo de protección.
- Sé respetuoso y directo.
- Pregunta al muerto algún detalle que solo él sepa.
- Al terminar (¡la parte más importante!), agradece a los espíritus y di: "Adiós, hemos terminado por hoy", antes de deshacer los círculos y limpiarte. Para romper el círculo, simplemente traza una línea a través de su límite, rompiendo primero el círculo del espíritu.
- Separa las herramientas para trabajar con los muertos.

Necromancia mágica de plantas

Existen muchas maneras de asociar a las plantas con los muertos; en realidad, todas las plantas están conectadas con el ciclo de la muerte y el renacimiento. El mismo suelo donde las plantas crecen está hecho de materiales orgánicos en descomposición que antes estaban vivos.

Una manera de conectar con la muerte o con los muertos es a través de la ayuda de los espíritus de las plantas. Pueden asistirnos de muchas formas, incluso:

- Para protegernos/deshacernos de espíritus.
- Para invocar o ahuyentar espíritus.
- Para preparar aceites de unción, tinturas, inciensos y otras herramientas para uso ritual.
- Para comunicación con los espíritus, adivinación o percepción.
- Para rituales necrománticos.
- Para calmar a los muertos inquietos y ayudarlos a avanzar.
- Para la preservación o entierro de los muertos.
- Para aliviar el duelo.
- Para recordar a los muertos y celebrar la vida.
- Para albergar los espíritus de los muertos (árboles).
- Para abrir puertas hacia el mundo de los espíritus.

Trece hierbas para los muertos

En general, las hierbas y especias que son cálidas y/o dulces son placenteras para los muertos. La canela, el chocolate, la miel, la pimienta de Jamaica y otras (piensa en sabores de otoño) nos recuerdan la vida. Además, las siguientes hierbas tienen una afinidad particularmente fuerte con el trabajo en el cementerio.

Acónito: Conocido como el Ángel de la Muerte. Usado por los chamanes *aghori* en rituales transgresores para conectarse con el dios Shiva, una deidad relacionada con el éxtasis, la intoxicación y el veneno. Mediante el uso de plantas venenosas y enteogénicas y prácticas consideradas tabú, como su trabajo estrechamente ligado a los muertos, estos practicantes son capaces de entrar en estados de trance usando *Aconitum ferox, Datura metel* y *Cannabis sativa* en sus rituales. Es común en los huertos de monasterios. Hécate, como deidad patrona de la *pharmakeia*, se asocia con todas las plantas venenosas e intoxicantes. El acónito tiene una conexión cercana con esta deidad a través de su historia de origen, tras aparecer en la saliva del perro Cerbero que resguarda el inframundo, el cual preside en su función como Hécate Khthonia.

Anís estrella: Plantado cerca de tumbas y altares ancestrales y en jardines de templos en Asia para protección y pureza. Se usa para aumentar el poder psíquico y el "sueño verdadero".

Beleño: Fuertemente vinculado con el inframundo. Antigua hierba necromántica (una de las más importantes). Coronas de beleño se colocaban sobre los muertos. Veneno psicoactivo usado para invocar a los espíritus.

Copal dorado: De uso ritual importante en América Central y del Sur. Usado en rituales de Día de Muertos para honrarlos y complacerlos. Apacigua a los espíritus y protege a los vivos sin ofender a los muertos.

Crisantemo: Flor funeraria utilizada para rituales de sepultura y en altares para los muertos. Símbolo del renacimiento, la felicidad y la vitalidad. Significa que nuestra conexión con nuestros seres queridos no cambia con la muerte.

Diente de león: Utilizado para invocar espíritus desde los tres reinos y para ayudarnos a conectar con espíritus ancestrales y familiares. Puede beberse como té o agregarse a mezclas de incienso.

Gordolobo: Usado para velas/antorchas rústicas (cirios de bruja o luces espirituales) para el círculo ritual. Asiste en la comunicación con el otro mundo. Suele crecer en los panteones. (A veces se le llama "tierra de cementerio", pero en realidad no lo es, a menos que sea recolectado en un panteón, ¡en cuyo caso bien podrías recoger la tierra!).

Manzana: Símbolo del otro mundo y de la "Isla de las Manzanas" celta (Ávalon). Símbolo del conocimiento prohibido (la Manzana de la Discordia). Un buen alimento para los muertos.

Milenrama: Usado para sustentar los límites psíquicos, la habilidad intuitiva, la recepción de información psíquica, la transmisión de energía y la protección del campo energético. Es común que crezca en cementerios.

Rosa: Usada para la adivinación y para incrementar la habilidad psíquica. Símbolo de la sangre (rosas rojas) y la muerte (rosas blancas). Símbolo de secreto (los tallos espinosos simbolizan el lado oscuro y oculto de su belleza). Poderosa medicina para el corazón. El palo de rosa protege contra fantasmas y otras entidades.

Saúco: Conocido como el árbol de las hadas (islas británicas) o anciana madre (origen germánico). Se dice que está habitado por espíritus, brujas, demonios, etcétera. Es una puerta al mundo de los espíritus/reino de las hadas. Existen tabúes acerca de quemar, cortar y llevar madera de saúco a los interiores. Aspectos oscuros y claros. Un presagio de muerte.

Siempreviva: Usada para contactar con el mundo de los espíritus, sanación psíquica y trabajo con los ancestros. Símbolo de intuición y vida eterna.

Tejo: Asociado desde mucho tiempo atrás con la muerte. Es común que se plante en panteones. Originalmente se creía que absorbía el miasma de los muertos para mantener alejados los olores y para impedir que los difuntos se levantaran. Tiene la reputación de alimentarse de los cadáveres y nutrirse de la muerte misma. La runa germánica para la muerte, *eiwaz*, también significa tejo.

Etiqueta para el cementerio

Un cementerio contiene mucho potencial para magia simpatética, magia de transferencia y más. La etiqueta adecuada facilitará el proceso. Las siguientes recomendaciones de ningún modo son exhaustivas ni pretenden representar el alcance completo del trabajo en el cementerio; solo son algunas prácticas del sentido común que se han quedado conmigo y que han demostrado ser útiles.

- Coloca tres monedas en la entrada o debajo del árbol más alto.
- Lleva ofrendas que sean biodegradables: agua, tabaco, etcétera.
- Usa bolsas plásticas resellables para recolectar tierra del panteón con discreción. Puedes guardarlas en tus bolsillos y ponértelas como guantes para hacer una recolección rápida, si es necesario. También puedes utilizar una pequeña botella tamaño bolsillo, en lugar de emplear un gran frasco, si te preocupa llamar la atención.

- ✦ Visita panteones durante los horarios normales, no durante servicios funerarios.
- ✦ Si no conoces a nadie sepultado en un cementerio, visítalo un par de veces antes de tomar cualquier cosa. Presta atención a cómo te sientes; si percibes una sensación de pesadez, emociones como tristeza o ira que parezcan venir de ninguna parte o si las cosas de repente se ponen mal, son señales de que los espíritus del lugar no están alineados con tus intenciones. Lo mejor es que te limpies y lo intentes de nuevo en otro momento o que cambies de lugar.
- ✦ Solo recolecta elementos naturales.
- ✦ Está bien tomar una pequeña cantidad de tierra. Los cementerios más viejos suelen tener áreas desgastadas donde la tierra ya está expuesta.
- ✦ No tomes objetos que otras personas hayan dejado sobre las tumbas.
- ✦ Siempre paga por cualquier cosa que te lleves. Deja monedas, alcohol o fragantes perfumes en el lugar.
- ✦ No mires hacia atrás hasta después de haber salido por la puerta.
- ✦ Límpiate después.

Los materiales que recolectes de un panteón no son malos ni peligrosos; son solo un vínculo con los muertos. Guárdalos con reverencia en un lugar seguro. Pueden ser los más versátiles ingredientes mágicos utilizados para protección, magia de amor, conjuros y ayuda de los espíritus para situaciones específicas, según lo que hayas recolectado.

HERBALISMO VAMPÍRICO: PLANTAS QUE CHUPAN

El vampiro es una antigua y poderosa imagen arquetípica que ha tomado muchas formas, con el paso de los siglos, en incontables mitos de criaturas nocturnas y sedientas de sangre. El arquetipo del espíritu del vampiro puede encontrarse incluso en el mundo de las plantas, donde comparte afinidad con ciertas hierbas a través del simbolismo, el folklore y la energía. A través del uso de estas plantas, nosotros podemos acceder a la corriente vampírica que puede aplicarse al trabajo de los conjuros, la sanación de energía y la práctica ritual meditativa.

Para comprender el potencial de trabajar con la corriente vampírica en la naturaleza, debemos entender mejor las fuerzas con las que conectamos.

Cualidades vampíricas

- Extraer y absorber la fuerza vital.
- Constreñir, enfriar, paralizar, asfixiar.
- Parasitarias y epífitas.
- Capacidad para causar la muerte.
- Carnívoras.
- Conexión con los muertos.
- Conexión con la sangre.
- Conexión mitológica con los muertos vivientes, los espíritus nocturnos y la tradición vampírica.

¿Cómo podemos aplicar estas cualidades?

- Extrayendo energía dañina, enfermedad e impurezas residuales (por ejemplo, usar dientes de ajo para absorber toxinas y prevenir la enfermedad).
- Reduciendo los espíritus de la enfermedad, disminuyendo la influencia o el poder de una persona, reduciendo una situación u obstáculo.
- Extrayendo energía de espíritus dañinos o resistentes, privándolos de la energía ambiental.
- Protegiendo contra ataques nocturnos.
- Glamur, seducción, poder personal, influencia, cambio de forma, autodefensa.
- Conectando con los poderes de la noche.
- Empoderamiento personal.
- Transgresión y tabú, reclamo de poder y destrucción del patriarcado y sus instituciones.
- Restando poder a la brujería dañina.

Trabajo con energía vampírica

La mayoría de las modalidades de sanación energética se basan en el reconocimiento de una fuerza vital universal e infinita, presente dentro y alrededor de todos nosotros. Esta energía tiene muchos nombres, tales como; *chi, prana, od* y *ruach*. Las técnicas vampíricas trabajan con esa energía, pero de manera opuesta. La energía es la misma, pero los practicantes utilizan la polaridad opuesta, aquella que atrae y recibe. Es la vacuidad del espacio, la brecha entre electrones, la antimateria; es decir, todas las fuerzas que consumen y catalizan. El trabajo con energía vampírica puede que no sea compatible con todo el mundo, pero, a fin de cuentas, todos trabajamos con la misma energía abundante en todo el universo. La corriente vampírica, como otras formas de trabajo con energía, es simplemente una manera de conectar y manipular esa fuerza numinosa.

Vampirismo psíquico

El término **vampiro psíquico** se utiliza de diferentes formas. En ocasiones, los vampiros psíquicos drenan a personas con límites débiles. Este "tipo" es el más común, pero en realidad no se trata de un tipo porque es algo que todos podríamos hacer ante eventos extremadamente difíciles u oscuros de nuestra vida, cuando de forma inconsciente drenamos la energía de quienes nos rodean. En otros momentos, los vampiros psíquicos son manipuladores maliciosos que están conscientes del daño que causan. Chupan imprudentemente y drenan a los demás de su energía, y suelen ser solitarios. También existen los vampiros psíquicos entidades de naturaleza completamente espiritual; esos son los más peligrosos.

Algunas personas nacen con esta particular configuración energética, pero nosotros también podemos adquirirla a través de medios ocultos o por una disrupción traumática del cuerpo energético. Con frecuencia se manifiesta como una pronunciada deficiencia en la energía de fuerza vital, y una limitada habilidad para producir suficiente energía en uno mismo para operar más allá del nivel de supervivencia. Estos individuos deben encontrar otras maneras de obtener la energía que necesitan; de lo contrario, comienzan a experimentar un declive en su salud y bienestar general.

La capacidad única para absorber y transmutar energía en una fuerza enfocada hacia una meta o tarea específica, puede transformar una deficiencia en una fuente de poder; esta es una forma de trabajo de energía que podemos aprender. Trabajar con nuestra habilidad vampírica innata, con la ayuda de aliados herbales, puede ser una técnica efectiva para la manipulación de energía y el trabajo de hechizos.

El vampiro chamánico

Podemos ver las raíces chamánicas del espíritu del vampiro en aspectos clave del vuelo espiritual y el cambio de forma. Los vampiros son famosos por su habilidad para volar de noche y para ver a través de los ojos de todas las criaturas nocturnas. En ocasiones, un vampiro se transformará en un lobo, un murciélago y otras criaturas nocturnas, o se desvanecerá entre la niebla. En el folklore rumano se creía que la criatura vampírica, conocida como *varcolac,* viajaba por los caminos espirituales de noche; ascendía y bebía la sangre de la luna, lo cual causaba eclipses lunares.

En los países eslavos, el folklore habla de un brujo chamán llamado Dhampir, responsable de descubrir y luchar contra vampiros en espíritu (Jackson 1994, 70). De hecho, las batallas invisibles entre las fuerzas del bien y el mal son comunes en el sistema de creencias chamánico; una de las responsabilidades del chamán es proteger a la comunidad de fuerzas externas perniciosas. Estas mismas características pueden verse en la bruja medieval. Las batallas nocturnas entre brujas benevolentes y malévolas es un tema folclórico común en la Europa medieval.

Los practicantes modernos comprenderán que las líneas entre el bien y el mal son irregulares, pero hay fuerzas dañinas allá afuera y, con energía vampírica, nosotros podemos empoderarnos y combatir el fuego con fuego, tal como el chamán vampírico.

La corte de la noche:
Conexión con hierbas vampíricas

La herbolaria vampírica es una de las numerosas facetas de la práctica espiritual a base de plantas. No todas las plantas irradian energía de sanación; algunas tienen una naturaleza más sombría en lo que se refiere a su interacción con los seres humanos. Las hierbas vampíricas suelen ralentizar las cosas; ellas extraen energía y la conservan; ellas son contenedoras y constrictoras, interrumpiendo el flujo de energía de la fuerza vital. Este poder puede salvar o poner fin a una vida y esto es lo que ha hecho que la humanidad les tema y las respete.

A través de su folklore, estas plantas suelen tener una conexión con los vampiros, así como con la brujería, los demonios y las criaturas de la noche. Cuanto más atrás observemos la historia de estas entidades interculturales, más nos percataremos de su origen compartido. ¿Qué fue primero, el vampiro o la bruja? O tal vez ambos sean uno, disfrazándose como un transformista todo el tiempo. Esas hierbas están vinculadas con las historias de nuestros aliados en las sombras y pueden ser un medio para conectar con cualquier cantidad de espíritus vampíricos.

Muchas plantas típicamente asociadas con los vampiros se utilizan como protección contra ellos, para destruirlos o impedir que se levanten de sus tumbas. Estas hierbas contienen profunda sabiduría, protegen contra el contagio espiritual, el miasma, los parásitos energéticos y las influencias tóxicas. Otras plantas en esta categoría están predispuestas para el ritual vampírico y comparten características encarnadas por el vampiro. Otras son inocuas, incluso medicinales, y solo comparten la afinidad vampírica por la noche y el trabajo realizado en la oscuridad.

Las plantas que crecen en una planta huésped y que a veces, no siempre, extraen sus nutrientes, son aliadas importantes para trabajos vampíricos, en particular por su capacidad para extraer y almacenar energía del ambiente. Un ejemplo es la dama de noche o reina de la noche (*Epiphyllum oxypetalum*), una epífita de floración nocturna que extrae humedad y nutrientes del aire que la rodea. En términos energéticos, epífitas como esta actúan como recipientes al recolectar y filtrar la energía ambiental. Como los cristales de cuarzo, pueden ser distribuidas alrededor de la casa para efectos de limpieza y protección; también pueden ser cargadas con intenciones específicas. Las plantas carnívoras también tienen esta cualidad de recolectar y transmutar energía, lo cual puede ser enfocado hacia una intención específica o para una limpieza energética general.

De acuerdo con historias entre culturas, una estaca en el corazón es una manera segura de matar a los muertos vivientes e impedir que se levanten otra vez de sus tumbas. La madera utilizada para crear estas armas tiene una importancia simbólica en sí misma. Muchos tipos de madera son tradicionalmente asociados con la cacería de vampiros y con el reino de las hadas; entre ellos están el fresno, el espino, el serbal y el endrino. El fresno está asociado con el Árbol del Mundo, Yggdrasil, de la mitología nórdica, y el serbal es un importante árbol mágico que suele utilizarse para fabricar bastones y varas de runas. Se cree que el espino y el endrino son puertas hacia el reino de las hadas. Las agudas espinas del endrino están cubiertas de bacterias que pueden causar graves infecciones en las heridas, lo cual se suma a las siniestras asociaciones de estos setos. El folklore también dice que el palo de rosa es utilizado para cazar vampiros y, como veremos más adelante, la rosa es un símbolo importante para los vampiros en la actualidad.

A menudo se plantan zarzas sobre las tumbas, en algunas partes del mundo, con la esperanza de contener a la persona enterrada por si se levanta. Las zarzas, los árboles espinosos y otras plantas con espinas suelen asociarse con la crucifixión de Jesús de Nazaret, una especie de correspondencia cristiana herbal que pretende exagerar las asociaciones folclóricas previas con la imaginería de los estigmas y otros símbolos cristianos.

> Después de la cristianización de Roma, los sacerdotes de la Iglesia de Cristo reconocieron la importancia de utilizar la conexión entre las plantas y la vieja adoración pagana que existía, atrayendo al mundo floral hacia una cooperación activa con la Iglesia cristiana mediante la institución del simbolismo floral, que debe asociarse no solo con los nombres de los santos, sino también con las festividades de la Iglesia (Folkard 1884, 31).

Se dice que el árbol de Judas fue maldecido por Dios, pues Judas se ahorcó colgándose de un ejemplar de esta especie. De acuerdo con la leyenda, como castigo por su traición a Jesús, Judas mismo es maldecido por Dios y transformado en el primer vampiro; se supone que esta es la razón por la que los vampiros sienten aversión por la plata (en el *Evangelio de Mateo*, Judas Iscariote recibió treinta piezas de plata por traicionar a Jesús) y por la señal de la cruz. Un destino similar tuvo Caín, hermano de Abel, quien de acuerdo al Antiguo Testamento fue exiliado, maldecido con no morir y obligado a vagar por el mundo marcado como forastero. A menudo se hacen referencias a Caín como el primer agricultor y el primer vampiro.

Es a través de las plantas del forastero/vampiro que accedemos a nuestro poder propio y salimos de la sombra de un dios impasible. Este es el poder de la transgresión, una característica que encontraremos en todas las plantas asociadas con brujos, vampiros y el Diablo. Al conectarnos con estos seres que hemos aprendido a temer y, en muchos casos, al encarnarlos, somos capaces de llegar a un núcleo de verdad más profundo en nuestro interior y a nuestro sitio en el cosmos. Es a través de estas conexiones que podemos alinearnos con las fuerzas transgresoras, para romper tabúes y reconfigurar nuestra realidad interna y externa.

Muchas plantas podrían incorporarse a los trabajos vampíricos. A fin de cuentas, es nuestra manera de trabajar lo que las hace vampíricas o de otro tipo. Ciertos aliados herbales apoyan esta tarea y tienen una afinidad con las energías con las que trabajamos. Ya sea para crear servidores, cargar las baterías energéticas o extraer energía por cualquier razón, estas plantas pueden facilitar y mejorar esas prácticas, al tiempo que nos enseñan nuevas maneras de trabajar con la energía y nos abren a nuevas experiencias espirituales. Veamos algunas de ellas.

Endrino (*Prunus spinosa*)

El endrino es una planta siniestra y sádica por numerosas razones, así que no es sorprendente que esté asociada con la sombra. Para empezar, es conocido por engañar a la gente para que piense que la primavera ha llegado, pues florece con la primera señal de calor; a su floración suele seguir lo que se conoce como "invierno de endrino". Suele ser un presagio de desastres venideros; una abundante cosecha de sus frutos, llamados endrinas, predice un invierno más severo para el próximo año.

Como pariente del espino, el endrino es un árbol de las hadas y planta limítrofe, con asociaciones folclóricas a través de las islas británicas. En Suffolk y Somerset se dice que es un símbolo de muerte; llevarlo a casa o portarlo se considera de mala suerte (Watts 2007, 38). No obstante, algunas personas lo portan específicamente para protección en forma de amuleto contra todo tipo de espíritus malignos, individuos que desean el mal, peligros e infortunios.

En Irlanda se entierra madera de endrino junto con los muertos, mientras que magos y hadas por igual utilizan bastones de endrino o *shillelagh*. En los Balcanes, las estacas para cazar vampiros eran fabricadas con madera de endrino que podía endurecerse al fuego.

Las espinas están cubiertas por bacterias patogénicas que pueden causar infecciones en la sangre, lo cual se suma a la naturaleza premonitoria de esta planta. Las espinas eran utilizadas para perforar muñecos en la brujería maligna. Una cura tradicional para las verrugas en Inglaterra, y tal vez en otros lugares, implicaba frotar un caracol vivo en la verruga y luego empalarlo en un árbol de endrino; un desagradable ejemplo de magia por transferencia.

Como aliado vampírico, el endrino puede ser un compañero poderoso, pues ofrece su madera para varas mágicas y otros implementos rituales, talismanes protectores y componentes de hechizos. Más específicamente, la madera de endrino se utiliza para hacer bastones y varitas conocidas como varas mágicas. Estas armas mágicas se utilizan para enviar poderosos maleficios y son extremadamente protectoras. El uso maléfico de estas varas es un indicativo de su importancia mágica, no una limitación para su uso. Los frutos o endrinas pueden emplearse como el corazón en muñecos para hechizos y otros trabajos maléficos. El árbol de endrino funciona como poderoso espíritu familiar y aliado herbal espiritual cuando se le incorpora a rituales nocturnos solitarios. Se considera que el espíritu del endrino está sediento de sangre; por tanto, se le puede apaciguar con la ofrenda de una gota de sangre antes de hacerle peticiones durante trabajos de magia.

El endrino es la puerta que conduce a los rincones oscuros del otro mundo y también a nuestra propia realidad interna. Es un poderoso aliado para trabajos y magia de las sombras.

Estramonio (*Datura stramonium*)

El estramonio, de la familia de la belladona, es una especie de flor que brota de noche. Es vespertina y potencialmente venenosa. Con sus poderosos alcaloides de tropano, esta planta ha sido conocida desde mucho tiempo atrás por sus usos medicinales y mágicos. Se dice que llegó a Europa occidental en la Edad Media, transportada por el pueblo romaní que utilizaba sus semillas para la adivinación y por sus efectos afrodisíacos. El estramonio se asocia con el vuelo nocturno y los sueños eróticos. Al ser tan peligrosa como seductora, es una planta del huerto de la bruja y del vampiro.

Hierba de san Juan (*Hypericum perforatum*)

La hierba de san Juan antes era llamada *fuga daemonum*, "fuga del demonio", y desde el siglo XIII ya era conocida por su capacidad para curar la melancolía y ahuyentar espíritus demoniacos. La hierba de san Juan es una planta solar y aún se utiliza para ayudar a equilibrar el estado de ánimo y aliviar la depresión.

Al trabajar con plantas y espíritus asociados con la muerte y la oscuridad es importante incorporar bálsamos y hierbas solares en la práctica personal, como la hierba de san Juan. Usa la hierba de san Juan para protegerte contra ataques vampíricos y para neutralizar energías oscuras. Su naturaleza, cálida y edificante, puede disipar la melancolía que a veces surge por el hecho de ser una criatura de la noche.

Rosa (*Rosa* spp.)

La rosa, ya sea roja o blanca, es un símbolo clásico del vampiro romántico. Es seductora y hermosa, pero también capaz de causar sangrado. Como todas las plantas que florean, representa la fugacidad de la belleza y la idea de que la muerte hace que la belleza sea mucho más preciosa. Sus lozanas hojas y sus fragantes botones crean una suave fachada que esconde retorcidas y afiladas espinas. La rosa es símbolo de belleza interna y externa. Se utiliza en magia de glamur y seducción para abrir los corazones de todos los que la contemplan. La rosa es una poderosa planta en sentido amplio y una de las hierbas más efectivas para la magia de atracción.

Como aliada vampírica, la rosa es una planta de poder por todas las razones ya expuestas. Es dinámica y atrae todas las cosas a través de su belleza y carisma. Es tan hermosa como peligrosa, lo cual nos enseña cómo ser ambas cosas. La rosa roja representa sangre, lujuria y vida. La rosa blanca simboliza la muerte y el color de los huesos. En ocasiones se siembran rosas en las sepulturas, donde pueden enraizarse en las tumbas; cuando florecen, se dice que es una señal de que la persona sepultada allí está en paz.

Zarzamora (*Rubus fruticosus*)

Muchos tabúes se han asociado a la zarzamora. Crece en densos y enredados matorrales que crean barreras, a través de las cuales es difícil moverse sin quedar atrapado en sus afiladas espinas. Los matorrales no solo mantienen lejos a las cosas, sino que también las mantienen dentro, como puede verse en la acción sujetadora y desgarradora de sus espinas. Antes se plantaban sobre las tumbas para impedir que los muertos caminaran, lo cual creaba una especie de jaula natural. Esta propiedad de sujetar, retener y atar contradice la capacidad vampírica de esta planta para contener, absorber y transferir energía. Las zarzas son transformadas en coronas que se cuelgan como protección contra brujas y otros espíritus nocturnos. La tradición cristiana agrega que las espinas representan la corona de Cristo y los frutos su sangre.

Un arco de ramas de zarzamora era tradicionalmente considerado un importante lugar liminal, una puerta hacia el otro mundo. Las personas en Europa y Norteamérica pasaban a sus animales, hijos y a ellas mismas por debajo de estos arcos por varias razones, desde la sanación hasta para pedir suerte al Diablo en los juegos de baraja (Watts 2007, 37). Ofrendas y peticiones de curación podían colocarse debajo de un arco y se colgaban artículos personales de los enfermos en las zarzas para reducir la enfermedad por absorción, mediante magia simpatética. De manera similar, cabello, prendas de ropa u otros efectos personales del sujeto elegido se podían colgar en las zarzas para que se redujeran (se desgastaran por los elementos), extrayendo así la energía de dicho sujeto. Esta especie de magia por transferencia, dirigida hacia determinado sujeto a través de la simpatía de objetos, es una clase de magia muy vampírica. Puede ser utilizada para transferir y reducir el poder de la enfermedad, para hechizar y atar a otros, y para mover y contener energía de todo tipo.

Como aliadas vampíricas, las zarzamoras son útiles para quienes tienen anemia, un problema común entre personas con metabolismo de baja energía, porque contienen hierro y otros minerales para nutrir la sangre. Como planta de seto que crece en los límites, la zarzamora se asocia con el espacio liminal entre los mundos, un lugar que el vampiro conoce muy bien. Es posible trabajar con las zarzas para trazar círculos y fortalecer límites cuando se convierten en haces de humo; sus hojas se pueden usar en mezclas de incienso para abrir puertas al mundo de los espíritus o abrir caminos para atraer la abundancia. Al igual que otras enredaderas, la zarzamora también se puede utilizar para crear recipientes espirituales o trampas de energía; sus intrincados elementos se pueden colocar dentro de un contenedor para crear una matriz para una energía o entidad específica.

Debido a todos los tabúes asociados con cosechar y comer zarzamoras, son excelentes para romper tabúes y para ir contra las normas, como aliado herbal que ofrece apoyo a aquellos que trabajan contra el *status quo*. Comer zarzamoras en octubre, tal vez incluso a nombre del Diablo, en un rito simple para romper un tabú, conectar con los poderes transgresores e iniciar el cambio, es una manera excelente de acceder al espíritu de esta planta salvaje. Las zarzas nos enseñan a rehusarnos a ser cultivados y, por el contrario, ¡a crecer como y donde nos plazca!

Extracción de energía dañina y eliminación de espíritus

Las cualidades únicas de las hierbas venenosas y siniestras pueden emplearse para una variedad de propósitos, considerando sus características saturninas y sus singulares efectos en la fuerza vital humana. Las hierbas saturninas son constrictivas, enfriadoras y fortificantes; cuando consideramos las cualidades venenosas de ciertas plantas saturninas, expertas en extraer y contener energía, podemos ver el potencial de su uso en varias modalidades sanadoras al incorporar el poder de estas aliadas herbales especiales. Muchas plantas de la senda de los venenos comparten las cualidades vampíricas de extraer, transferir y eliminar energías dañinas debido a su naturaleza saturnina. Así, estas plantas pueden combinarse con trabajo de energía para apuntar a energías específicas, disminuir su influencia y facilitar su eliminación.

En muchas modalidades de sanación chamánica y tradicional, la enfermedad y la energía dañina son extraídas del cuerpo y literalmente consumidas y transportadas o transmutadas por el sanador. Con frecuencia, la enfermedad o el espíritu se extrae con el uso del aliento o las manos, para dirigir y capturar la energía. Con la incorporación de las cualidades únicas de las plantas venenosas en aplicaciones tópicas, podemos mejorar la eficacia de estas prácticas a través del poder agregado del aliado herbal. Los ungüentos voladores y los aceites rituales son excelentes herramientas para la sanación energética, tanto para extraer energías no deseadas como para contener y disminuir las energías de una enfermedad. Al trabajar en un nivel sutil y energético, estas preparaciones pueden ser aplicadas en áreas específicas y también en las manos del sanador, con el fin de dirigir y mover las cosas según sea necesario. Estas preparaciones nocivas también se pueden emplear para combatir fuego con fuego, y crear un ambiente hostil para cualquier energía e influencia de baja vibración, parasitaria o malévola.

Fórmulas vampíricas

Cuando pensamos en plantas, solemos pensar en vida y crecimiento, pero gran parte del proceso es muerte, entropía y decadencia. Podemos actuar con estas poderosas fuerzas e incorporarlas en nuestra magia. Las siguientes fórmulas fueron creadas para acentuar y utilizar algunas de las singulares propiedades vampíricas que encontramos en las plantas.

Para estas fórmulas puedes utilizar plantas, aceites esenciales o una combinación de ambos. Para muchos de los ingredientes podrás utilizar cualquier parte de la planta, a menos que se especifique otra indicación. Puedes optar por preparar una infusión a base del aceite de algunos de los ingredientes y agregar los otros después; es tu decisión. No encontrarás las cantidades de los ingredientes especificadas porque son fórmulas rituales y solo se requiere de una leve cantidad; si te sientes cómodo agregando solo una pizca de las hierbas nocivas, ellas harán lo que deban hacer. Yo utilizo aceite de almendras dulces como base para estas fórmulas, pero tú puedes sustituirlo por otros aceites portadores si lo deseas.

El soplo del vampiro

El aliento es vida y esa vida la transmitimos, con el soplo, a muñecos y fetiches rituales para que cobren vida y despierten. El aliento de la vida puede ser otorgado, pero también puede ser retirado. Esta fórmula fue creada con ese principio en mente. Úsala como ayuda para crear y mantener servidores, y para infundir cualidades vampíricas en objetos.

- Semillas o aceite esencial de hinojo
- Hierba seca de orégano de Creta
- Menta seca o aceite esencial
- Semillas de mostaza y/o semillas de beleño
- Hierba seca de lechuga silvestre
- Aceite de almendras dulces

Combina todos los ingredientes.

La marca de Caín

Utiliza la fórmula de este maléfico hechizo para succionar energía y reducir a tus enemigos, tanto para drenar la energía de una persona dañina o molesta, como para quitar el poder a quien lo use de manera destructiva. Todos los ingredientes tienen una cualidad oscura, sádica y drenante a través del acto de sofocación o por su naturaleza saturnina. Esta fórmula es el agujero negro que atrae todas las cosas.

- Belladona (material seco de la planta)
- Eléboro (material seco de la planta)
- Cicuta venenosa (material seco de la planta) ☠ veneno mortal; mucha precaución al manipular material fresco de las plantas ☠
- Aceite de almendras dulces

Combina todos los ingredientes. Yo prefiero usar aceite infusionado de belladona combinado con aceite de almendras dulces como base, mezclando mi infusión 1:10 de belladona en 50:50 con aceite de almendras dulces. Después agrego los demás ingredientes, incluso hierba seca de belladona, en las botellas individuales y en la más grande.

Sangre de serafín

Esta fórmula tiene el color y la consistencia de la sangre humana y también un aroma dulce y tentador, haciéndola un perfecto óleo de ofrenda de sangre para dar vida a objetos, alimentar o atraer espíritus y para el enrojecimiento de huesos. Puede utilizarse en rituales, en lugar de sangre, con el mismo impacto. Solo basta con ver sangre para provocar cambios primordiales en la profundidad de nuestra mente, y esta fórmula lo logra.

- Polvo de cacao
- Polvo de resina de sangre de dragón
- Polvo de sándalo rojo
- Aceite de almendras dulces
- Aceite esencial de naranja sanguina
- Aceite fragante de sangre de dragón
- Polvo o pedazos de sanguinaria

Infusiona el polvo de cacao, el polvo de resina de sangre de dragón y el polvo de sándalo rojo en aceite de almendras dulces por una o dos semanas. Cuélalo y añade los aceites de naranja sanguina y de sangre de dragón, además de una pequeña cantidad de sanguinaria.

Receta del bálsamo vampírico de atracción

Esta receta fue inspirada en los bálsamos negros de atracción utilizados en medicina con una gran variedad de propósitos de sanación. Sin embargo, en este caso la "atracción" se refiere más a la naturaleza atractiva y vampírica de esta fórmula. Puede usarse como aceite de unción para numerosos trabajos vampíricos, desde magia de glamur hasta la recolección y el almacenamiento de energía. Dependiendo de cómo trabajes con esta fórmula, puedes realizar trabajos maléficos o benéficos, desde reducir la naturaleza de un individuo hasta disminuir el poder de una enfermedad.

- **Cicuta venenosa ☠ veneno mortal; precaución extrema si se manipula material fresco de la planta ☠**
- **Pétalos de rosa**
- **Potentilla**
- **Musgo de roble**
- **Hojas de consuelda**
- **Polvo de cacao**
- **Polvo de resina de sangre de dragón**
- **Carbón activado**
- **Aceite de almendras dulces**
- **Cera de abejas**

Para la base del bálsamo, infusiona el material herbal y el carbón en el aceite de almendras dulces (solo se requiere una pequeña cantidad de material herbal). Después, calienta el aceite con la cera de abejas (alrededor de un tercio de la cantidad de aceite que estás preparando) hasta que ambos se combinen. Déjalo enfriar*.

El siguiente encantamiento fue adaptado de la obra de 1828 de John George Hohman, *Pow-Wows or Long Lost Friend*. Su propósito original era "disminuir a un hombre de gran fortaleza y vitalidad" y descubrí que también tiene potencial para muchas otras cosas. Puede pronunciarse cuando se utilice el bálsamo como fórmula vampírica para ungir personas, objetos rituales u otras formas de aplicación ritual.

Yo (tu nombre) soplo sobre ti. Tres gotas de sangre te quito: la primera de tu corazón, la segunda de tu hígado y la tercera de tus

---

*Para más información sobre la preparación de bálsamos, incluso el ungüento volador de las brujas, consulta el *Herbolario de la senda de los venenos* (2021).

fuerzas vitales, y así te despojo de tu fuerza y quedas reducido. *Hbbi massa danti Lantien.* I.I.I.

ARS APHRODISIA: LAS ARTES DE VENUS

Muchos de los "venenos" originales fueron pociones de magia de amor. Algunos empleaban otra categoría de plantas que se ha ganado su lugar en el huerto de los venenos: el afrodisíaco psicoactivo. No todos los afrodisíacos son psicoactivos y algunos solo lo son en menor medida. Sin embargo, todos tienen la capacidad de envenenar la mente, embelesar los sentidos y deformar las percepciones de aquellos que están bajo su influjo. Dependiendo de las circunstancias, un afrodisíaco puede transformarse con rapidez de bueno a malo. Quitarle a otra persona la capacidad de dar (o no dar) su consentimiento es el primer paso del sendero maléfico, pero este tipo de conducta no se puede perdonar.

Históricamente, las pociones afrodisíacas de amor, o *pocula amatoria*, eran prevalentes. Compuestas de ingredientes intoxicantes y "venenosos", como la mandrágora, la adormidera, la belladona, el cannabis y otras, estas pociones fueron versiones premodernas de las drogas para violación y a menudo fueron objeto de litigio criminal. Durante un tiempo fue la intención o el estatus del usuario lo que definía su culpa o inocencia. El dinero, el género y el nivel social solían ser factores determinantes para la aceptabilidad del uso de estas preparaciones. Ser drogado por alguien de nivel social superior era percibido como inofensivo o como un favor. Los efectos psicoactivos de plantas hipnóticas y delirantes de la familia de las solanáceas eran vistos como parte de la magia de una poción de amor, aunque con facilidad podía provocar una sobredosis. No obstante, estas preparaciones han sobrevivido desde la antigüedad y prosperaron en la aristocracia; algunas aún se utilizan en la actualidad como afrodisíacos.

Como ocurre con todo, las plantas existen en un espectro. En un extremo hay cosas como el aliento del Diablo, compuesto hipnótico y delirante hecho con la escopolamina extraída de plantas como trompeta de ángel o floripondio (*Brugmansia spp.*). No es medicina herbal, pero contiene alcaloides aislados que se utilizan con el único propósito de hacer daño a otras personas (consulta la página 109). Los delincuentes la utilizan desde hace tiempo para hacer que sus víctimas actúen de forma obediente.

Este es el lado siniestro de los afrodisíacos y aun hay más. La trompeta de ángel y sus parientes cercanos en el género *Datura* son conocidos por sus efectos afrodisíacos, que se derivan, al menos en parte, de su contenido de escopolamina. En pequeñas dosis y entre individuos que den su consentimiento, estas plantas se utilizan en ocasiones para reducir las inhibiciones y experimentar una consciencia sexual alterada. En dosis mayores son hipnóticas, delirantes y potencialmente mortales. Aun así, han sido utilizadas como ingredientes en pociones de amor alrededor del mundo, incluso en el continente americano, Europa y la India. Un ejemplo es la fórmula conocida como jugo de toloache, que proviene de México y se consigue en tiendas botánicas de Estados Unidos. Es una manipuladora poción de amor, elaborada con *Datura innoxia*, que es capaz de ejercer influencia sobre la persona que uno desee.

En el extremo opuesto del espectro estarían ingredientes como el cacao *(Theobroma cacao)*, la rosa (*Rosa* spp.) y el cannabis *(Cannabis sativa)*, reconocidos alrededor del mundo por sus efectos afrodisíacos y su asociación con el amor y la intimidad. Estas aliadas herbales tienen pocos o ningún riesgo y podemos trabajar con ellas en sentido enteogénico para abrir el corazón y conectar con las energías de Venus.

Aunque muchos afrodisíacos son lo bastante inocuos, y muchos pueden ser consumidos con regularidad para sustentar la salud general, existen aquellos que ocupan un lugar intermedio. Encontramos a las solanáceas en este reino crepuscular del brujo y el envenenador. Estas hierbas siniestras, mejor conocidas por el daño que son capaces de causar, también tienen efectos relajantes, intoxicantes y afrodisíacos. Cuando se combinan con otras hierbas afrodisíacas, estas plantas pueden ser aliadas poderosas para trances extáticos, para ritos de naturaleza sexual y para dirigir las poderosas energías que surgen cuando estamos excitados. Podemos trabajar con ellas en ritos de celebración, hechizos con intenciones específicas o rituales de amor, así como para nuestra propia sanación. Cuando comenzamos a relacionar las plantas con estados específicos de consciencia, el potencial es infinito en cuanto a cómo podemos mejorar nuestra práctica mágica mediante la alteración de nuestra consciencia, por muy poco que sea.

Debajo de su siniestra fachada, la familia de las solanáceas está llena de hierbas afrodisíacas. Desde la *ashwagandha* hasta el beleño, todas las solanáceas más infames también se han utilizado por sus efectos afrodisíacos. Ofrecen una embriaguez intoxicante, al punto de que vemos recetas históricas de vino con infusión de mandrágora y cerveza de beleño. Al reducir las inhibiciones, relajar el cuerpo y potenciar las fórmulas en las que se mezclan, sus poderosos alcaloides de tropano pueden inducir un lujurioso frenesí.

El trabajo con las solanáceas como afrodisíacos nos muestra un lado muy distinto de estas plantas "oscuras y peligrosas", pero en realidad son las dos caras de la misma moneda. El sexo y la muerte están conectados y, cuando las aprovechamos, estas fuerzas primitivas pueden abrir puertas a otros reinos y estados de consciencia.

Existen numerosas razones para involucrar en los rituales la magia de amor, el glamur y la sexualidad. Parte de esto son los hechizos para obtener la atención y la admiración de los demás, pero existe un poder más profundo por descubrir. Cuando sentimos amor por nosotros mismos, nos erguimos por completo en nuestro poder. Es más fácil decir que hacer esto para muchos de nosotros, yo incluido, y el viaje del amor por uno mismo suele ser una vida entera de recordatorios diarios de que somos dignos de ese amor. Cada glamur es un acto de autoafirmación, y lo que puede parecer narcisismo para otros puede ser un acto de autopreservación. Las cosas oscuras y dañadas en nuestro interior pueden obstaculizar el camino hacia nuestra propia actualización, y las plantas en la familia de las solanáceas, así como otras hierbas venenosas y psicoactivas, pueden ayudarnos a sanarlas.

Razones para usar magia de amor

MAGIA DE ATRACCIÓN

- Para atraer amor a tu vida.
- Para evocar amor por ti mismo.
- Para atraer a la pareja adecuada.
- Para incrementar la receptividad sexual.
- Para atraer a los demás.
- Para sanar un corazón roto, la soledad o la pena.

MAGIA DE GLAMUR

- Para mejorar la percepción que la gente tiene de ti a través del aura, los encantos personales y el carisma.

- Para atraer atención romántica, influencia y éxito.
- Para rituales de embellecimiento.

MAGIA DE AMOR COERCITIVO*
- Para agitar las pasiones de una persona específica.
- Para obtener la atención de una persona específica.

MAGIA DE FIDELIDAD
- Para que un amante sea fiel.
- Para lograr que un amante regrese.
- Para mantener interesado a un amante.
- Para amarrar a un amante errante.

APHRODISIA
- Para crear sensaciones de lujuria y excitación.
- Para obtener la atención de un pretendiente.
- Para intensificar el placer con una pareja.
- Para volver a encender los fuegos de la pasión.
- Para restablecer o mejorar la naturaleza, la potencia y la receptividad sexual.

MAGIA DEL SEXO
- Para generar y dirigir energía.
- Para entrar en trance y comunicarse con los espíritus.
- Para conectar con las parejas.
- Para sanar traumas.

---

*Como se mencionó anteriormente, la magia coercitiva es potencialmente maléfica.

Cambio de perspectivas

Por favor, ten en cuenta que las siguientes secciones hablan sobre el trauma sexual en general. Si este tema te resulta incómodo, te invito a evitarlo y continuar en la sección "Aplicación de la fitognosis a otras modalidades", en la página 78.

La culpa y la vergüenza alrededor de la sexualidad son prevalentes. Se nos enseña que el sexo es sucio y que ser o desear ser sexuales nos vuelve sucios, más aun si no encajamos en la norma sexual de la sociedad. La familia de las solanáceas está más que lista para ayudarnos a hacer añicos estas creencias limitantes, usando sus huesos para fertilizar nuestros huertos. Trabajar con afrodisíacos puede reducir nuestras inhibiciones y ayudarnos a reconectar con esta parte primitiva de nosotros mismos.

La belladona, la datura, el beleño y la mandrágora pueden ayudarnos a través del trabajo de sombra que se produce como consecuencia de aprender a amarnos a nosotros mismos. Su naturaleza nociva las conecta con el trabajo de sombra y sus efectos afrodisíacos atraen la influencia de Venus, lo que las hace particularmente útiles para el trabajo de sombra relacionado con el corazón. El trabajo de sombra es incómodo. Requiere que vayamos intencionalmente a todas esas partes de nuestro interior a donde no queremos ir para contemplar las partes de nosotros mismos que no queremos ver y a reconocer el daño en lugares que no creemos que necesitemos sanar. Estas nocivas aliadas no temen guiarnos a nuestra propia oscuridad, sabiendo que emergeremos transformados para bien. Incluso a niveles sutiles, estas plantas son capaces de provocar cambios dramáticos en nuestros patrones de pensamiento, que es el primer paso del crecimiento.

Sanación de traumas

El trauma se presenta de muchas formas y puede manifestarse de manera distinta en cada persona. La definición de trauma es diferente para cada individuo, pero si una experiencia fue traumática para ti, entonces fue un trauma. Podemos desensibilizarnos con el paso del tiempo; podemos comenzar a pensar que cargar traumas es normal, que merecíamos que aquello nos sucediera o que no hay nada que podamos hacer para cambiar lo que sentimos al respecto. El trabajo con plantas de poder, específicamente solanáceas, puede ayudarnos a separarnos del trauma para obtener una nueva perspectiva sobre él.

Estas plantas nos recuerdan que somos poderosos y que no tenemos que aceptar nada que no sea correcto para nosotros. Nos ayudan a asentarnos, a abrirnos al mundo de los espíritus, y nos llevan de regreso a un sitio primitivo y profundo en las sombras del subconsciente, donde luchamos nuestras batallas más difíciles. Trabajar con solanáceas en rituales, ya sea como esencias florales, amuletos herbales, aceites de infusión u otras preparaciones, es como estar en la sección VIP rodeados por guardias de seguridad. Estas plantas matarían por nosotros. Lucharían por nosotros. Estarían en presencia plena para nosotros cuando las necesitáramos y eliminarían todo lo que está en contra nuestra, recordándonos que somos la fuerza más poderosa.

Abrir el corazón

El amor puede percibirse como una batalla, y a veces tenemos que ponernos nuestra armadura y luchar por nosotros mismos. En otras ocasiones necesitamos ser más cariñosos y gentiles. Las solanáceas han recibido mucha publicidad negativa con el paso de los años, pero esa es una parte de su encanto. Pueden ser oscuras, letales y siniestras, pero también son grandes sanadoras y amorosas maestras. Su nombre familiar, *Solanaceae,* se deriva del término latino que significa "calmar" y, en términos médicos, son analgésicas (alivio del dolor) y soporíferas (inductoras del sueño). Pueden quitar el dolor y los recuerdos y enviarnos al sueño más profundo.

Trabajar con estas plantas con regularidad puede hacernos sentir cerrados, aislados o como si nos siguiera una nube negra. Esto solo es parte de quienes son; está en su naturaleza saturnina. A veces necesitamos que este encerramiento proteja de más traumas a un corazón dañado mientras sanamos o renegociamos los límites en nuestra vida. En algún punto, no obstante, tenemos que regresar de ese lugar y abrirnos.

Este es el sendero del equilibrio. Sanar implica ir hacia la oscuridad y luego regresar a la luz. Para equilibrar la pesadez producida por algunas de las aliadas más nocivas, podemos buscar la ayuda de otras sanadoras mágicas del corazón y de los afrodisíacos.

Las hierbas que fortalecen y apoyan al corazón, en sentido físico y energético, así como las que crean sentimientos de calidez y bienestar, son perfectas para esto. Mis hierbas favoritas para abrir el corazón son la dedalera (esencia floral), la baya de espino, el cacao, la rosa y la frambuesa.

De pie en tu poder

Más allá de la sanación, ¡hay mucha vida por vivir! Incluso a nivel de microdosis, la mayoría de las plantas y los hongos psicoactivos tienen efectos afrosisíacos o intoxicantes muy adecuados para propósitos amorosos, ya que elevan nuestra vibración, abren nuestro corazón, atraen calidez y luz a nuestro cuerpo y mejoran nuestro sentido de conexión con los demás.

Los afrodisíacos no siempre tienen que ser para el sexo con una pareja. No tienen que relacionarse con el sexo en ningún sentido. Muchos afrodisíacos son estimulantes, cálidos, relajantes y eufóricos. Todos estos son estados energéticos que pueden ayudarnos a transmitir mejor una energía específica para intenciones mágicas. Iniciar estados afrodisíacos de consciencia mientras realizamos rituales, meditación o afirmaciones mediante cánticos, es una manera efectiva de elevar la energía para dirigirla hacia un propósito específico.

El simple hecho de permitir que esta energía fluya a través de ti e irradie hacia afuera el amor y la calidez que recibes, es un acto poderoso que puede tener efectos transformadores en tu vida. Enviar energía hacia afuera y elevar tu vibración de esta manera, es una de las formas más efectivas de atraer cosas deseables a tu vida. Atracción, abundancia y prosperidad son temas venusianos que están alineados con esta energía. Cuando comenzamos a vivir desde un lugar de amor propio, nuestro poder para atraer y crear se vuelve ilimitado.

Fórmulas venusianas para el empoderamiento personal

El arte de preparar pociones, específicamente pociones de amor y amuletos de seducción, pertenece al reino de Venus. El *ars veneris,* o arte de Venus, como antes se le conocía, era considerado un tipo de magia maléfica, un envenenamiento oculto del cuerpo y la mente de otra persona con el fin de seducirla. El término *veneficium*, magia de venenos, proviene de la misma palabra raíz que *veneris*, y en la antigua Roma se consideraba que la magia de los venenos y la magia del amor tenían una relación muy cercana.

> En los tiempos del imperio romano, las pociones de amor o *aquae amatrices* (aguas de amor) eran muy requeridas. Las mejores provenían de Tesalia (región de Grecia) y tenían profundos efectos estupefacientes y excitantes. Dado que la mayoría de sus ingredientes eran cultivados en huertos para el placer, muchas de estas pociones mágicas estaban bajo la protección de Venus. Por desgracia, solo muy pocas de estas pociones han llegado a nosotros. La mayoría parecen haber consistido en vino, al que se le agregaban varias hierbas, jugos

de plantas, raíces y resinas. Muchos de los ingredientes activos eran solanáceos. El opio, el cáñamo, la albahaca y la canela también eran ingredientes comunes. (Rätsch y Müller-Ebeling 2005, 19)

El conocimiento de las plantas y sus usos en magia y medicina eran del dominio de la diosa Venus, que incluía también el conocimiento de las plantas venenosas. Como la diosa misma, la naturaleza tiene el poder de dar y quitar vida. Venus, como arquetipo de la comprensión de las fuerzas numinosas, tiene una naturaleza dual. Es una diosa de infinita belleza y gracia, pero también es un implacable demonio hembra con sed de sangre. Ambas facetas tienen gran sabiduría y poder por compartir, y este es el sendero retorcido de las brujas, de quienes Venus también es patrona.

Venusberg (montaña de Venus) era el sitio del Sabbat de las brujas medievales en Europa y Venus era la reina de estos acontecimientos. En esta función, Venus es la bruja reina. Es la patrona del conocimiento herbal y de la sanación con la naturaleza. También es el rostro de la muerte, la mano fría que nos empuja a confrontar nuestra propia oscuridad. Trabajar con este aspecto de la reina bruja, como espíritu tutelar de la sabiduría práctica del uso de las hierbas, ha sido un tema central en mi práctica personal.

Como la diosa Venus y sus contrapartes, la magia venusiana puede ser inocente y amorosa o maléfica y manipuladora. Las siguientes fórmulas comprenden los aspectos tanto luminosos como oscuros de los trabajos venusianos y, como todos los trabajos mágicos, pueden ubicarse dentro de un espectro de intenciones mágicas.

Aceite de doblegamiento

- Hierbas secas: bergamota, raíz de cálamo y raíz de regaliz
- Aceite base
- Aceites esenciales: bergamota, raíz de cálamo y raíz de regaliz
- Una pizca de damiana, bayas de cubeba o granos del paraíso

Crea un aceite base con una infusión a partes iguales de las hierbas secas en aceite base por tres semanas. Cuela el material vegetal y agrega los aceites esenciales. Antes de embotellar, agrega una pizca de damiana, bayas de cubeba o granos del paraíso.

Usa este aceite para ungir tu cuerpo cuando estés en presencia de aquellas personas cuya voluntad desees doblegar.

Polvo de amor picante

Todas las hierbas deben estar secas.

- Pimienta de cayena
- Canela
- Hojas de datura
- Jengibre
- Granos del paraíso

Coloca partes iguales de todas las hierbas en un mortero y machácalas. Usa el polvo resultante para esparcirlo por la habitación y la ropa o dibuja símbolos venusianos. Evita el contacto con los ojos o áreas sensibles.

Aceite de Jezabel

Jezabel, una princesa fenicia del siglo IX a.n.e., se casó con el rey Ahab de Israel. Es vilipendiada en el Antiguo Testamento por persuadir al rey de adorar al dios Baal, una deidad de naturaleza pagana. Se le atribuye todo tipo de actos tiránicos y crueles. Se convirtió en modelo de la "mujer malvada", un concepto patriarcal utilizado utilizado en las religiones abrahámanicas para demonizar a la mujer fuerte e independiente. Jezabel fue la encarnación de la crueldad, la avaricia y la vanidad, de acuerdo con... los hombres. Por otra parte, ella fue una mujer poderosa que actuaba con soberanía, opulencia y carisma. También se mantuvo fiel a las creencias de su pueblo y reintrodujo la religión pagana a Israel durante un tiempo. Representa a los dioses antiguos y es una encantadora por derecho propio.

La hierba conocida como raíz de Jezabel proviene de una de las cinco especies de iris Luisiana. Su uso en la magia se deriva del hoodoo y de la práctica tradicional africana americana (que ha influido en la magia tradicional estadounidense en general). La raíz de Jezabel se utiliza tradicionalmente para atraer a un amante masculino acaudalado y generoso. También tiene un lado oscuro y manipulador, no solo en la atracción sino en la dominación de ese caballero. ¡Excelente para el bondage y sadomasoquismo!

La maldición de Jezabel es un notable trabajo que emplea la raíz completa. Es una maldición de venganza, destrucción e ira justa.

El aceite de Jezabel es una de mis fórmulas favoritas por todo lo que representa. Si tus ingresos dependen de que seas atractivo para los apetitos carnales de otras personas, este es un aceite poderoso para usar. Los trabajadores sexuales pueden utilizarlo para atraer a clientes ricos que deseen gastar dinero. Bailarinas, damas de compañía, "drag queens", servidoras y camareras pueden usar este aceite para aumentar su carisma y valentía. Las criaturas de la noche usan las sombras a su favor para dar vida a la fantasía.

Si buscas un amante adinerado o deseas dominar a tu hombre en el dormitorio, este dulce y oscuro aceite aumentará tu atractivo y tu destreza sexual. La raíz de Jezabel tiene una afinidad con los hombres homosexuales, con propiedades similares a las de la raíz de la reina Isabel. Puede usarse para todo, desde hechizos de amor hasta sexo casual.

Esta es mi propia fórmula para el aceite de Jezabel, usando la raíz de la especie Iris fulva. Tiene una fragancia almizclada de múltiples capas que es dulce con toques de rosa, benjuí, nardo y miel.

- Ashwagandha
- Resinoide de benjuí
- Lengua de ciervo
- Miel
- Aceite esencial de jazmín
- Raíz de Jezabel
- Raíz u hojas de mandrágora (depende de la disponibilidad)

- Raíz de orris
- Aceite fragante de rosa
- Aceite esencial de nardo
- Aceite portador

Infusiona las hierbas en el aceite, después cuela los materiales sólidos y embotella el aceite. Mi aceite de Jezabel personal es una infusión permanente que se vuelve más concentrada con el paso del tiempo. El reposo mínimo para una infusión de aceite de este tipo es de tres a cuatro semanas y puede iniciarse un viernes, en la hora de Venus. No existen cantidades específicas del material vegetal o aceites esenciales que puedan agregarse. Básate en la disponibilidad y en tus preferencias personales en cuanto a los aromas que te resulten más placenteros. Me gusta mantener una botella "madre" grande que contiene el material vegetal y ahí agrego más hierbas y aceites esenciales, según sea necesario. Puedes llenar botellas más pequeñas con aceite que ya hayas colado.

Infusión eufórica de kava

La kava (Piper methysticum) *es calmante y eufórica, con cualidades de optimización de sensaciones. Esta receta es suficiente para una persona.*

- **2 a 4 cucharadas (7 a 14 gramos) de polvo de raíz de kava**
- **450 ml de agua**
- **Crema o leche de coco con grasa (ayuda a la absorción)**
- **Canela**
- **Nuez moscada**

Coloca el polvo de raíz de kava en un frasco limpio de vidrio y vierte agua caliente encima de él. Tapa el frasco y deja reposar por 8 a 12 horas. Cuélalo con una gasa y exprime todo el líquido. Agrega la crema o la leche de coco, la canela y la nuez moscada. Sírvela caliente o fría.

Sorbe la kava despacio y bébela hasta que comiences a sentir adormecimiento y cosquilleo en la boca. Deja de beber y espera alrededor de 20 minutos para determinar si necesitas beber más. Con el paso del tiempo disminuirá la cantidad de kava que necesites para sentir sus efectos.

Rosa rompecadenas

Si la memoria me funciona bien, aprendí la fórmula básica de Harold Roth, autor de The Witching Herbs *(2017) y la adapté. Su intención original es romper a través de los encantamientos e ilusiones venusianos mediante el uso del vinagre de sidra de manzana para "amargar" las energías venusianas. La fórmula huele a rosa oscura, ctónica y nocturna en la naturaleza. Puede usarse en hechizos de separación, rituales para sanar un corazón roto y situaciones en las que el amor ha muerto y hay que avanzar.*

- 1 docena de rosas rojas
- Vinagre de sidra de manzana
- Trozos de granada deshidratada
- Vino tinto
- Aceite esencial de jazmín
- Aceite de fragancia de loto
- Hidrosol de rosa, aceite de fragancia de rosa o aceite esencial de rosa

Desprende los pétalos de las rosas y colócalos en un recipiente grande de vidrio. Cubre hasta la mitad con vinagre de sidra de manzana, agrega los trozos de granada y llena el resto del recipiente con vino tinto. Permite que la mezcla infusione por tres días y luego cuela el material vegetal y agrega el aceite de jazmín y el hidrolato de rosa. Usa esta fórmula en baños rituales y para ungir tu cuerpo.

Mezcla afrodisíaca para té o para fumar

- 1 parte de damiana
- 1 parte de pétalos de rosa
- ½ parte de pasiflora
- ⅛ parte de vainas de vainilla

Muele las hierbas hasta obtener una consistencia uniforme. Usa una o dos cucharadas por taza de agua o fuma la cantidad deseada.

Si preparas esta fórmula para obtener una mezcla de té, sugiero agregar una o dos cucharadas de polvo de cacao y una pizca de azúcar en polvo y miel a cada taza cuando repose el té en agua caliente.

Vino con infusión de damiana

La damiana agrega sus efectos estimulantes y afrodisíacos al vino, junto con su cálido sabor complementario. Puedes agregar una mezcla tradicional de especias para lograr más sabor, si lo deseas.

- 1 botella de vino tinto
- ½ onza de damiana
- 2 varitas de canela

Vierte el vino en una sartén y agrega las varitas de canela y la damiana. Hierve a fuego lento, cubre y deja hervir durante 5 minutos. Sirve el vino caliente o a temperatura ambiente.

TRABAJO DE SOMBRA

El trabajo de sombra se ha convertido en una especie de tendencia. No pretendo invalidar a aquellos que lo practican. Muchas personas son atraídas al trabajo de sombra en este momento por lo que está sucediendo en nuestra sociedad, a escala tanto doméstica como global, pero en realidad todos estamos trabajando con la sombra de una manera u otra. La consciencia humana está cambiando; estamos transformándonos en algo más. Aunque con el tiempo este cambio tendrá resultados positivos, ahora mismo, en medio de esto, no vemos más que caos, agitación y convulsión. En términos individuales, globales y cósmicos estamos purgando las restricciones que se nos han impuesto, aceptando nuestras partes oscuras y uniéndonos de maneras que nunca pensamos posibles.

El trabajo de sombra se refiere a encontrar poder en nuestro lado oscuro. Es una exploración de nuestra oscuridad interior para sanar, para empoderarnos y para liberar aquello que no sirve. Se refiere a acoger las partes de nosotros mismos que la sociedad nos dijo que eran tabú. No buscamos convertirnos en nuestra sombra; ya es una parte de nosotros y no nos define más de lo que lo hacen nuestras cualidades más aceptables socialmente.

El trabajo de sombra es un trabajo interior que se hace en la oscuridad, a solas. La sombra no se compone solo de nuestras partes negativas, reprimidas, ignoradas y vergonzosas; es también esa parte de nosotros que nos dice que debemos ser perfectos, que debemos alcanzar el éxito a toda costa, que no somos lo bastante buenos. Es muy buena para disfrazarse como cualidades deseables. Los aspectos de la sombra ocurren cuando no hemos sanado o procesado emociones dolorosas o cuando ignoramos nuestra voz interior. El yo se fragmenta y esos fragmentos actúan unos en contra de otros. El trabajo de sombra nos enseña no solo a aceptar, sino a entrenar a esas partes de nosotros mismos para que actúen a nuestro favor.

El trabajo de sombra se refiere a sanar traumas, a encontrar la raíz de la porquería en nuestras vidas y, en lugar de intentar eliminarla, cultivar esa parte de nosotros para que se convierta en algo hermoso. Esas raíces alimentan al mismo árbol y necesitamos material en descomposición para nuestro suelo, tanto como necesitamos de la luz solar para nuestras hojas. Como la tierra bajo nuestros pies, la sombra es de donde todos provenimos y adonde todos anhelamos regresar. Es el oscuro útero primitivo de la madre.

Las hierbas nocivas y las plantas venenosas tienen una especial afinidad con el trabajo de sombra. Esto se debe a que son la sombra del mundo de las plantas. Su conexión con la muerte, el peligro, el sexo y la intoxicación las vuelve maestras sabias cuando llega el momento de enfrentar esas mismas cosas que, con frecuencia, son la fuente de nuestra propia sombra. A nivel energético, las plantas venenosas son muy poderosas.

Todas las hierbas siniestras están predispuestas para el trabajo de sombra, en general, pero también tienen atributos individuales. Entre ellos se incluyen:

+ Purga de energía estancada.
+ Corte de cuerdas con apegos que drenan nuestra energía (parásitos energéticos).

- Sanación de traumas (conscientes e inconscientes).
- Traer cosas a la superficie para procesarlas conscientemente.
- Integrar y facilitar experiencias transformativas.
- Crear límites nuevos y saludables.
- Viajar para conocer a la sombra.
- Enfrentar la muerte, la mortalidad y el luto.
- Sanar la vergüenza alrededor de temas de sexo, sumisión o dominio.
- Sanar traumas religiosos.
- Recuperarnos de la adicción, el abuso o el trastorno de estrés postraumático.

Meditación para abrazar tu sombra

Esta es una meditación muy sencilla que cualquiera puede hacer y es efectiva de inmediato. Puedes elegir una planta venenosa aliada para ayudarte con el trabajo de sombra. Las esencias florales funcionan bien; brillan de verdad en el reino mental y emocional.

Siéntate en una posición cómoda para esta meditación. Una ligera reclinación está bien. Solo asegúrate de que puedas colocar tus brazos alrededor de tu cuerpo. Comienza por la intención de conectarte con tu sombra. Consume tu material herbal con consciencia y aférrate a tu intención.

Enfócate en tu respiración. Inhala profundo y exhala profundo. No lo fuerces; logra un ritmo cómodo.

Cierra los ojos. Visualiza el material vegetal en tu interior. Observa cómo el espíritu de la planta emana de ella como un color verde esmeralda dentro de ti. Cada vez que inhales, imagina que esta energía verde avanza cada vez más y se esparce por todo tu cuerpo.

Una vez que logres la relajación total y te hayas llenado de la energía de la planta, enfoca tu atención a tu alrededor. Visualízate afuera, en un lugar natural. Es de noche.

Comienza por explorar los derredores casualmente y sigue cualquier sendero que tus pies elijan. De pronto encuentras un arroyo o cascada, o escuchas el sonido del agua. Síguelo hasta un estanque con reflejo. O tal vez encuentres un espejo antiguo, recubierto de hiedra.

Ves un reflejo fugaz de ti mismo en el estanque o espejo. Eres tú, pero no eres tú. Esta versión de ti mismo es oscura y retorcida; sientes una sensación de extrañeza. No reconoces el rostro familiar que te mira. Tómate un tiempo para estudiar el reflejo. Esta es tu sombra. Puede haber una conversación o un intercambio silencioso entre ustedes. A medida que el tiempo pasa, el reflejo comienza a emerger despacio de la superficie reflejante, hasta que tu yo-sombra está de pie frente a ti.

Mientras permaneces de pie enfrente de tu yo sombra, continúa respirando profundo. Imagina que esa luz verde del espíritu de tu planta aliada brilla desde tu corazón mientras abrazas a tu yo-sombra. Tal vez esto sea incómodo al principio. Al hacerlo, usa tus brazos físicos y colócalos alrededor de ti con tanta fuerza como puedas, para darte un gran abrazo. Permanece sentado en esta postura durante un rato, respira profundo e imagina que la luz verde brilla más. Esta luz te alimenta a ti y a tu sombra, fortaleciendo su conexión y acercándolos más. La luz verde crece hasta ser demasiado brillante para poder verla; en ese punto comienza a regresar a la consciencia alerta.

Toma mucho tiempo comprender y abrazar realmente a tu sombra, pero este simple acto de amor por ti mismo es catártico al extremo. El espíritu de la planta aliada te ayuda a conectar con la sombra a nivel vibracional, para que ambos se beneficien de este ejercicio.

Mucha gente se siente abrumada por la emoción al realizar este ejercicio. Nuestra sociedad ya carecía de contacto y afecto humano antes de la pandemia de COVID-19 y ahora, más que nunca, necesitamos sentir ese amor físico. Puedes realizar este ejercicio de manera regular, como parte de tu régimen de autocuidado.

APLICACIÓN DE LA FITOGNOSIS A OTRAS MODALIDADES

Uno de los aspectos de la senda de los venenos como práctica espiritual es identificar y transmutar las toxinas espirituales que puedan llegar a tener una influencia perjudicial en nuestro bienestar y crecimiento como individuos.

Ya sea miedo, vergüenza o algún patrón de comportamiento inadecuado, podemos aplicar estas prácticas y filosofías para ayudar a desplazar esos bloqueos y transformarlos en fuentes de fortaleza. Podemos acceder al poder de las plantas venenosas aliadas para obtener apoyo y poder comprender los demonios que enfrentamos. Por ejemplo, podemos trabajar con el espíritu de la belladona para ayudar con asuntos de control, autoimagen y amor. La datura puede ayudarnos con temores, conductas tóxicas y traumas profundamente arraigados. Incluso podemos invocar la ayuda de otras plantas que alteren la mente o el cuerpo para facilitar este proceso a nivel físico, energético y espiritual. Al alterar la química del cuerpo y la mente con estas prácticas, adoptamos un enfoque multifacético para relajar el control que estos patrones de pensamiento y comportamiento ejercen sobre nosotros.

Las plantas pueden utilizarse en conjunción con otras prácticas de bienestar para mejorar los efectos de ambas. Puedes incorporar una planta por sus efectos de soporte o medicinales, por su cualidad psicoactiva o para trabajar con ella a nivel energético o espiritual. Los tres aspectos suelen entrar en juego, ya que recibimos todos los beneficios de las plantas, tanto para usos mundanos como espirituales.

La medicina herbal ofrece profundos conocimientos y sanación a través de la fitognosis. Cuando la combinamos con trabajo corporal, es decir, técnicas significativas que nos ponen en contacto con el cuerpo físico, estos efectos se acentúan. Con el uso de varias técnicas de trabajo de energía, respiración o posturas corporales, podemos comenzar a influir en la dirección y el flujo de nuestro trabajo con el espíritu de las plantas.

Otras técnicas de trabajo de meditación y trance también pueden beneficiarse o expandirse con la fitognosis.

El yoga y otras prácticas basadas en el movimiento mejoran con la incorporación de la medicina del espíritu de las plantas. El cannabis yoga es el ejemplo perfecto de esto, en la que los participantes consumen cannabis antes de iniciar su práctica. Aunque técnicamente no es una planta venenosa, el cannabis sí tiene efectos de alteración de la mente y ha sido demonizada por dichos efectos, de manera muy similar a como muchas plantas letales han sido satanizadas. Al incorporar plantas como el cannabis, el loto azul, la kava o la damiana en estas prácticas, podemos conectarnos mejor con nuestro cuerpo y liberar pensamientos y emociones que obstruyan nuestro camino. A través de los efectos relajantes y eufóricos de estas plantas aliadas podemos profundizar nuestra práctica de yoga, lo que permite un mayor trabajo interno. Cuando nos enfocamos en el movimiento del cuerpo y la respiración, en combinación con la medicina herbal, podemos tener mejor acceso a áreas que necesitan ser procesadas.

Las posturas chamánicas se utilizan para viajar a otros mundos y generar estados alterados. Son similares a las posturas de yoga, en el sentido de que nos permiten acceder a estados alterados de consciencia de manera más eficiente. Las posturas corporales chamánicas pueden usarse para varios propósitos, desde la adivinación hasta los viajes al otro mundo. En combinación con el espíritu de plantas aliadas, podemos utilizar estas posturas para acceder a partes específicas del mundo espiritual y comunicarnos con espíritus aliados, ancestros y deidades para que nos asistan en nuestras intenciones.

Las posturas de las manos o mudras pueden ayudarnos a enfocar nuestra energía cuando trabajamos con el espíritu de plantas aliadas.

Tocar tambores mejora los efectos de las plantas porque facilita estados de trance y sanación y mueve la energía.

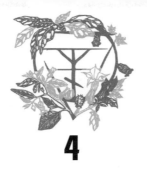

4
Herbolaria oscura
Transitar el mundo de las sombras

*C*uando hacemos un viaje importante hacia un lugar donde nunca antes hemos estado, a un sitio desconocido y temible, siempre ayuda tener un guía; es decir, alguien que ya haya hecho el viaje. Lo mismo puede decirse de nuestro viaje espiritual y de nuestros viajes de sanación y transformación. Aunque podemos recurrir a muchas hierbas sanadoras y tónicas para obtener luz, consuelo y apoyo durante momentos de oscuridad, también podemos encontrar un tremendo poder e iluminación cuando sumamos la ayuda de las hierbas venenosas.

Yo utilizo el término **herbolaria oscura** en reconocimiento a la inherente diferencia en las plantas que tienen estas cualidades. La manera como derivan o manifiestan sus propiedades "oscuras" nos dice mucho acerca de sus propiedades ocultas. ¿Son venenosas o invasivas? ¿Físicamente peligrosas? ¿Conectadas con los muertos? Plantas carnívoras, espinas y zarzas, flores de floración nocturna... estas también ocupan un espacio en la farmacopea oscura. La herbolaria oscura aprecia y respeta las cualidades siniestras y temerarias de las plantas y su capacidad para sanar de distintas formas. Estudia las partes inexploradas de la naturaleza y trabaja con fuerzas que no suelen ser buscadas voluntariamente. Todo esto no pretende ser escalofriante, sino descifrar lo que nos atrae o nos repele de ciertas cosas y de las emociones y energías que despiertan en nuestro interior.

ALIADAS DE LA OSCURIDAD

Las hierbas venenosas tienen cualidades especiales que las separan de aquellas consideradas benignas o benéficas. Son tan sanadoras como sus contrapartes inocuas, pero su sanación es de otro tipo. Piensa en ellas como "sanadoras heridas": han estado en la batalla; y han visto y hecho ciertas cosas. Algunas han sido utilizadas históricamente para asesinatos, perversiones y toda clase de manipulaciones. Estas plantas han sido marcadas por la forma como los humanos las han usado (y abusado). Al conectar con ellas como aliadas podemos transformar esa oscuridad humana o maleficio que las rodea, tal como ellas pueden ayudarnos a transformar la oscuridad que llevamos dentro.

Herbolaria oscura

Las plantas no son buenas o malas; por el contrario, como todas las fuerzas de la naturaleza, son poderosas. En ocasiones ese poder las hace amenazantes para los humanos. La herbolaria oscura busca aprovechar ese poder mediante la búsqueda de esas plantas que han sido consideradas tabú, peligrosas, tóxicas, perniciosas, nocivas, invasivas y/o sepulcrales. La naturaleza no es blanca ni negra; es verde. Las características y virtudes de una planta están filtradas a través de las lentes de nuestra propia percepción. La vida de una planta comienza en la oscuridad de la tierra, de la que continúa absorbiendo nutrientes. La mayoría de las plantas también filtran luz solar para crear energía y todas reciben la influencia de las estaciones. En otras palabras, las plantas (y los humanos) obtienen lo que necesitan para prosperar tanto de la oscuridad fértil como de la luz vivificadora. La herbolaria oscura considera a la luz y a la oscuridad como una analogía de las facetas duales de la energía o el espíritu de un ser, comprendiendo que hay muchos pasos intermedios y que su naturaleza no es estática.

Al explorar las sombras, el sombrío bosque y la parte oculta de la naturaleza encontramos algo de la mayor sabiduría. Es también aquí, a la sombra del Árbol de la Vida, que podemos experimentar una profunda sanación. Al escuchar algunas de las historias que estas plantas cuentan, aprendemos que los monstruos y brujos míticos que pretendían asustar a la gente para alejarla de ellas son, en realidad, guardianes y maestros de profunda sabiduría.

Sanar con veneno

La palabra **siniestro** proviene del latín *sinister* y significa "con propensión hacia lo malo". Las plantas pueden causarnos daño de muchas maneras, y esto no se limita a las numerosas heridas físicas que pueden infligir. La **maldad** es una cualidad ominosa que se atribuye a las plantas que pueden hacer mucho más que curar. Cuando son una amenaza o perjuicio para las cosechas agrícolas, un peligro para animales o humanos, incontrolables, invasivas o indeseadas, adquieren una naturaleza adversa en su folklore, pero no son villanas. Sus cualidades "siniestras" son reflejo de nuestras propias cualidades siniestras: nuestro temor, nuestro deseo de controlar y manipular, nuestro deseo de destruir.

Esta es la razón por la que las plantas son tan útiles para el trabajo de sombra, las transiciones arduas y otras experiencias complicadas que como humanos enfrentamos. Están conectadas de maneras simpatéticas e íntimas con muchas de las emociones, energías y obstáculos que enfrentamos. Al trabajar con las hierbas siniestras, podemos sanar nuestra relación con nosotros mismos y, como consecuencia, nuestra conexión con el mundo natural.

Las plantas siniestras son guerreras, peligrosas para los ignorantes y terribles de contemplar. Son las guías de los muertos que calman y apaciguan su espíritu. Son las aliadas del astuto hechicero que seduce y destruye. Son las hierbas del vidente, viajero de los mundos, que ha estado en el otro mundo y ha regresado transformado. Poderosas en términos medicinales y mágicos, estas hierbas poseen cualidades y virtudes que causan temor en la gente. Sin embargo, es en su naturaleza "siniestra" donde yace su poder y su medicina.

Podría decirse que todas las plantas tienen una naturaleza dual, con aspectos tanto oscuros como luminosos, así como la gente. El saúco, por ejemplo, es una hierba medicinal común; no obstante, se dice que el árbol de saúco es hogar de demonios y brujas, además de una puerta al mundo de los espíritus. El soleado y alegre diente de león es otro ejemplo; a pesar de ser comestible y ampliamente usado en medicina, también puede utilizarse para invocar espíritus y conectar con los ancestros. Es en el lado oculto u oscuro de las plantas pueden encontrarse algunas de sus características más interesantes, aquellas que ofrecen los resultados más profundos.

La naturaleza saturnina

No todas las hierbas siniestras son venenosas, pero todas las plantas venenosas tienen una cualidad siniestra. Todas las plantas venenosas están regidas por Saturno (aunque con frecuencia exhiben otras cualidades planetarias y elementales también). Dicho lo anterior, no todas las hierbas regidas por Saturno son venenosas; el árnica, el sello de Salomón y la consuelda son buenos ejemplos de plantas saturninas que no son venenosas. Las hierbas saturninas tienden a crecer en terrenos baldíos o en material en descomposición. Tienden a tener pequeñas flores blancas y largas raíces. Aunque sus flores suelen ser inodoras, estas plantas pueden tener un olor fétido u oler como carne descompuesta. Sin embargo, no todas las hierbas saturninas comparten estas cualidades.

En términos medicinales, las hierbas saturninas son astringentes, frías, secantes, soporíferas (sedantes) y efectivas para fortalecer y sanar los huesos y los tejidos conectivos. Estas plantas ralentizan y enfrían las cosas.

En sentido metafísico, las hierbas saturninas se relacionan con conceptos como la estructura, los cimientos, el tiempo, la restricción, la inversión, los traumas pasados, la tierra, la conexión a tierra y la pesadez, las fronteras y los límites (para fortalecerlos y superarlos).

En el folklore medieval, Saturno se asociaba con los brujos (y todas las cosas maléficas). Sin embargo, fue una deidad agrícola muy antigua antes de adquirir estas connotaciones oscuras. Al conocer su mitología, vemos conexiones entre esta figura, varios dioses astados y el Diablo. Se dice que él fue el gobernante de la era dorada saturnina, la época previa a los dioses del Olimpo (Michael 2021).

Las hierbas de Saturno se utilizan para hechizos, ataduras, destierros, protección, comunicación con espíritus, invocación de espíritus, necromancia, viajes al inframundo, corte de cuerdas, creación de límites más fuertes, trabajo de sombra, secrecía, esconder y revelar cosas ocultas y pactos con los espíritus.

Acceso a la energía vibracional

Podemos acceder a la medicina del espíritu de la planta a través del uso de remedios vibracionales, talismanes y amuletos. Mediante esta conexión energética, las hierbas nos afectan a nivel mental, emocional o espiritual.

A continuación se muestra una lista de conocidas hierbas nocivas y algunas de sus cualidades vibracionales. La idea de que las plantas venenosas pueden sanarnos es extraña. No obstante, la naturaleza "venenosa" de una planta radica en la dosis. Cuando una supuesta planta venenosa es utilizada en dosis pequeñas, los efectos son muy distintos y médicamente útiles. El mismo principio se vuelve más verdadero cuando hablamos sobre remedios vibracionales, como preparaciones homeopáticas y esencias florales. Una planta actúa diferente en estas dosis infinitesimalmente pequeñas y sus efectos energéticos se amplifican. Por esta razón, los remedios vibracionales son una manera segura de obtener los beneficios de estas plantas tóxicas.

DEDALERA: LA PROTECTORA

- Afecta al corazón y al cuerpo emocional, llenándonos de vibraciones amorosas.
- Ayuda con el amor propio y a superar sentimientos de soledad y abandono.
- Alivia condiciones cardiacas, angina, aprehensión y ansiedad por el futuro y el temor a la muerte; nos apoya en la liberación de remordimiento o culpa.
- Calma la mente saturada y ansiedades internas.
- Usada en dosis homeopáticas para tratar un ritmo cardiaco lento.
- Fortalece el corazón al atender las fallas e irregularidades cardiacas.
- Calma las emociones relativas a traumas de relaciones.
- Calma sentimientos de vulnerabilidad.
- Protege el corazón y los sentimientos.

ACÓNITO: EL ERMITAÑO

- Facilita la introspección, la realidad interna y la realineación con el yo.
- Estabiliza el cuerpo emocional después del trauma.
- Ofrece apoyo para el temor, el shock, la ansiedad, las dificultades crónicas o los traumas del pasado o de la infancia.

- Nos apoya para romper adoctrinamientos y dogmas pasados.
- Cultiva cualidades de liderazgo e integridad espiritual.
- Apoya la habilidad psíquica y el sentido de identidad/yo auténtico.

DATURA (D. STRAMONIUM): EL EMBAUCADOR/CHAMÁN

- Nos apoya para manejar el proceso de la muerte y el temor a morir; ayuda con el duelo y la pena.
- Aporta claridad y conocimiento a los sueños.
- Confiere fortaleza al confrontar temores y ansiedades.
- Calma la inquietud, ayuda a disipar pesadillas, delirios y terrores nocturnos.
- Purga energías no deseadas e influencias dañinas; elimina apegos.
- Aporta un cambio de perspectiva, ayudándonos durante periodos de transformación.

CICUTA VENENOSA: LA CUCHILLA

- Ofrece liberación de lo que nos retiene o nos mantiene cautivos.
- Nos ayuda a reclamar poder personal a través de la voz.
- Ayuda con el agotamiento y la pérdida de interés.
- Equilibra la excitación sexual extrema y libera la sexualidad suprimida.
- Libera la parálisis emocional causada por el temor.
- Ayuda a facilitar las transiciones.
- Desintoxica el cuerpo emocional.

BELLADONA: LA FURIA

- Facilita la comprensión de la muerte, el destino, la espiritualidad y la sexualidad.
- Nos apoya en el corte de cuerdas energéticas y en la liberación de apegos dañinos con personas y con el pasado.
- Ayuda a calmar la ira y la agitación.
- Ayuda a personas hipersensibles a los estímulos.
- Aporta claridad para que podamos ver a través de las ilusiones y cortar lazos.
- Nos apoya en la recuperación de nuestro poder personal.

PLANTAE INFERNUM: EL LADO OSCURO DE LA NATURALEZA

La naturaleza tiene muchos poderes fantásticos y a veces destructivos. Nuestra percepción de esos poderes se filtra a través de nuestra experiencia humana. Desde nuestro punto de vista, los eventos naturales como las inundaciones, las tormentas y el granizo son amenazas; por tanto, percibimos esas fuerzas de manera distinta a como lo hacemos con la luz del sol, el aroma de las flores y la fertilidad de la tierra. Aunque todos los aspectos de la naturaleza pueden ser benéficos o perjudiciales bajo las circunstancias adecuadas y según la perspectiva, ciertas fuerzas son tan vastas que van más allá de nuestra comprensión; las llamamos misteriosas y "oscuras".

Describimos las cosas en términos de oscuridad y luz porque esto nos da un sentido de su naturaleza... desde **nuestra** perspectiva. A los relámpagos no les importa qué o a quién golpean y el fuego consumirá todo lo que pueda, pero desde nuestra perspectiva, que nos caiga un rayo o que el fuego nos queme suele ser algo malo. Esto **no** quiere decir que todas las cosas "oscuras" sean peligrosas o malas; es todo lo contrario. Aquí hablamos sobre fuerzas primarias. Por naturaleza, a los seres humanos nos gusta categorizar todos los aspectos del mundo para tener un punto de referencia de dónde encajamos en el gran esquema de las cosas; la manera de hacerlo dice más sobre nosotros mismos y sobre las fuerzas con que nos encontramos que cualquier dirección moral que puedan tener.

Oscuridad no es solo la ausencia de luz; es el medio en el que la luz existe. Sin oscuridad, la luz no tiene matriz a la cual injertarse. Antes de la iluminación, la oscuridad contiene un potencial infinito.

Este concepto no puede ser más evidente que en el mundo de las plantas. Categorizamos a las plantas como medicinales, tóxicas, venenosas, agrícolas, ornamentales, invasivas, etcétera. Estas etiquetas se basan, en gran medida, en si una planta es benéfica para la agricultura comercial o no. Algunas plantas son cultivadas por las ganancias o para alimentar alguna de nuestras adicciones modernas; las otras son muy demonizadas y envilecidas.

La relación entre los seres humanos y las plantas es muy importante. Es una de nuestras relaciones más antiguas y duraderas; además, las plantas son de nuestras más grandes aliadas. Construyen nuestras casas y nutren nuestro cuerpo. Incontables plantas sanadoras y medicinales son capaces de ayudarnos de muchas maneras; tenemos una relación más familiar con estas plantas socialmente aceptables. Sin embargo, es en la relación con las desconocidas donde podemos adquirir el mayor crecimiento y la mayor comprensión. Formar una relación con los miembros no deseados y marginados del reino de las plantas, incluso hierbas y plantas invasivas y venenosas, puede enseñarnos mucho acerca de nosotros mismos y del mundo que nos rodea. Es aquí donde podemos sanarnos, pero, más importante aun, podemos sanar nuestra relación con el mundo natural.

La historia y la tradición de una planta nos da claves acerca de sus aplicaciones potenciales en la práctica mágica. La relación que una planta ha tenido con los seres humanos y cómo describimos esa relación nos revela las características del espíritu de la planta. Es difícil encontrar una planta (entre aquellas que hemos descubierto) que no tenga algún tipo de folklore, superstición o uso ritual relacionado. Algunas plantas tienen un cuerpo extenso de tradición y correspondencias mágicas, mientras otras pueden tener solo una o dos cualidades que han sido registradas.

Algunas plantas tienen una reputación particularmente malévola o incluso diabólica. Se cree que albergan espíritus malignos o que son atendidas por el Diablo mismo*. Estas plantas infernales son capaces de invocar espíritus, causar la muerte y crear todo tipo de maleficios. Gran parte de la superstición y el envilecimiento relacionados con estas plantas conduce a sabiduría más profunda y, en muchos casos, a conocimiento indígena o tradicional que las autoridades de la Iglesia occidental intentaron erradicar.

Muchas de estas plantas han sido utilizadas (y reguladas) por sus propiedades afrodisíacas, psicoactivas y venenosas. Las plantas con capacidad de alterar la consciencia y de promover la conexión espiritual independiente, siempre han sido una amenaza para la religión institucionalizada y se les ha llamado obra del Diablo. El término **enteógeno** se traduce literalmente como "generar la divinidad interior"; estas plantas y estos hongos que alteran la mente, a través de su

---

*Podrías escribir un libro entero (ve la bibliografía) solo sobre plantas con un nombre común que se refiere al Diablo. Este es el Diablo folclórico, el adversario salvaje en la naturaleza, conectado con los numerosos dioses con cuernos.   No es un espíritu maligno sino tramposo, salvaje e indomable.

fitoquímica, son capaces de inducir experiencias espirituales y mágicas cuando se aplican en entornos rituales. Con frecuencia, estas plantas tienen una larga historia de uso ceremonial y aún son reverenciadas por pueblos indígenas en diferentes partes del mundo actual. Los hongos psilocibios, las infusiones de ayahuasca, el cannabis y el tabaco han sido empleados de manera enteogénica por la gente para propósitos espirituales durante milenios. Estas fueron las hierbas quemadas en los incensarios sagrados de los templos e infusionadas en bebidas ceremoniales para sanar y conectar a la comunidad.

Enteógeno es un término muy amplio; existen muchos estados distintos de consciencia y plantas que son capaces de mejorar esos diferentes estados. También existen muchas maneras distintas de acceder y aplicar estos estados, ya sea para adivinación, trabajo con sueños, comunicación con espíritus, etcétera. El historiador psicodélico Thomas Hatsis distingue estos matices con términos como **pitiágeno**, **oneirógeno** y **misteógeno** en su libro *Psychedelic Mystery Traditions*. Estas distinciones describen la manera particular como un enteógeno es utilizado y como muchos de ellos pueden utilizarse en una variedad de formas diferentes. Los **pitiágenos** son enteógenos usados para propósitos de adivinación; los **oneirógenos** se utilizan por sus efectos inductores de sueños; los **misteógenos** son enteógenos empleados en un entorno mágico como parte de un ritual.

A pesar de que todas estas experiencias pueden ser consideradas divinas (es decir, relacionadas con el mundo de los espíritus), existen ciertos momentos cuando pueden tomar un aspecto más oscuro. Viajar al inframundo por conocimiento ancestral o para recobrar la salud, explorar la sombra, conectar con espíritus infernales y trabajar con deidades asociadas con las fuerzas primarias, como la muerte y la magia, no están celestialmente orientadas de la misma manera que otras prácticas. En lugar de trepar el Árbol del Mundo, descienden hasta sus raíces. Las plantas nocivas que nos ayudan en esta tarea actúan como emisarias y nos ayudan a conectar con los seres que allí habitan. Son plantas *ctonígenas* del inframundo.

Existe una amplia variedad de maneras de trabajar con hierbas en rituales para acceder a sus virtudes ocultas, y eso no siempre significa ingerirlas. Algunas de estas plantas son venenosas y solo se debe trabajar con ellas en determinadas circunstancias. Usar estas hierbas en amuletos, fetiches y remedios vibracionales, por ejemplo, son formas seguras de incorporar sus espíritus a nuestra magia.

Es importante que comprendas cuáles son las hierbas seguras para trabajar con ellas, antes de que comiences a experimentar.

EL HUERTO DEL DIABLO: EL ADVERSARIO COMO ALIADO

Desde mucho tiempo atrás, los seres humanos hemos asociado a la indomable y peligrosa naturaleza salvaje con fuerzas malévolas. Los umbríos bosques, las tierras pantanosas y otros lugares que los seres humanos tienden a evitar tienen un aura amenazante y se ha dicho que están habitados por fantasmas y monstruos de todo tipo. Se dice que el Diablo acecha entre las hileras de maíz, dentro de las raíces del viejo saúco y por todo el desierto embrujado.

Tal como vemos en los nombres de las formaciones geológicas poco comunes (la Escalera del Diablo, el Espinazo del Diablo, la Torre del Diablo), que suelen ser los lugares sagrados de los pueblos indígenas, o una planta que se llama (llena el espacio) **del Diablo**. Eso significa que es algo fuera de lo ordinario o más allá del control humano. Muchas de las plantas que comparten esta nomenclatura son sagradas para los pueblos indígenas, revisten importancia chamánica y aparecen en la mitología local. También tienen fuertes asociaciones con la magia, la brujería y la hechicería.

> En términos generales, los árboles, las plantas y las hierbas de mal augurio pueden ser colocadas en la categoría de plantas del Diablo; entre ellas se debe incluir a aquellas que tienen la reputación de haber sido maldecidas, encantadas, infortunadas y afligidas. Las plantas dedicadas a Hécate, la diosa griega del infierno que presidía la magia y los encantamientos, así como aquellas utilizadas por sus hijas, Medea y Circe, en sus hechizos, eran satánicas. Todos los conjuros de magos, hechiceros, brujas y otros individuos que conocían las artes oscuras estaban hechos en nombre del Diablo. Por tanto, todas las hierbas y plantas empleadas por ellos se convirtieron en verdaderas hierbas del Diablo. (Folkard 1884, 55)

El término **huerto del Diablo** puede denotar muchas cosas: un espacio físico apartado y abandonado para crecer silvestre, una metáfora para todas las plantas temidas y odiadas o un sitio más allá del tiempo y espacio al que podemos acudir para recolectar conocimiento y medicina de nuestras plantas aliadas.

Ciertas plantas evocan fuertes emociones en nuestro interior: temor, reverencia o incertidumbre acerca de su rareza. Trabajar con esas plantas puede inspirar un despertar. Nos permiten abrir las puertas hacia el inframundo y explorar las sombras en nuestro interior, no para alejarlas ni para integrarlas sino para hacernos amigos de ellas, nutrirlas y forjar relaciones con ellas. Las plantas como el ojo del Diablo, el bocado del Diablo y el bastón del Diablo tienen una historia única que contar. Considerar el huerto del Diablo como una categoría de plantas que comparten esta cualidad, nos muestra cómo podemos volver a trabajar estas cualidades adversas para convertirlas en ejercicios de poder personal.

> *La asociación entre ciertas plantas y el Diablo, por tanto, ha formado un vínculo natural que ha servido para perpetuar la tradición de las plantas prohibidas y malvadas a un nivel más profundo con el paso del tiempo.*
>
> CORINNE BOYER, *PLANTS OF THE DEVIL*

Hay cierto encanto que estas plantas poseen que nos atrae y al mismo tiempo nos advierte de algo potencialmente siniestro que yace más allá. El acto transgresor de buscar el tabú o aquello que sobrepase los límites, ofrece potencial de transformación mediante la gnosis personal transmitida a través de las fuerzas adversas de la naturaleza. Estas figuras adversas aparecen a lo largo del mito y la religión humana, fuera de las normas de la sociedad; estas entidades envilecidas y temidas son aliadas del brujo y practicante de magia. A menudo considerados como los chivos expiatorios para los temores y deseos reprimidos de la sociedad, estos seres tienen mucho que enseñarnos y las plantas del huerto del Diablo son un medio para conectarnos con sus energías.

Espíritus embaucadores, aliados adversarios, dioses astados y deidades sacrificadas

- Existen en muchas culturas y a menudo desempeñan una función adversa.
- Pueden ser ambivalentes hacia los seres humanos.
- Comparten conocimiento a través del sacrificio y la transformación.
- Los tramposos cambian de forma.
- Prometeo, Lucifer, Loki, Coyote... Estos y otros embaucadores fueron castigados por dar a los humanos algo que estaba originalmente en posesión de los dioses. Aunque temidas y demonizadas, estas traviesas entidades fueron empáticas con las dificultades que enfrentaba la humanidad antigua y querían vernos prosperar. Al poner su propio bienestar en riesgo, a estos "caídos" se les atribuye el hecho de entregarnos las herramientas clave que utilizamos para crear civilizaciones, incluso el uso del fuego, las artes y las ciencias. Es gracias a su sacrificio que ahora estamos donde estamos.
- El Diablo no es el único que tiene cuernos: Pan, Dionisio, Baphomet, el Dios Astado, Ceruno. También se agregaron cuernos a estatuas como símbolo de sabiduría y divinidad, incluso en las imágenes de la figura del Moisés del Antiguo Testamento.
- Los espíritus del bosque, los faunos, los sátiros, los espíritus selváticos, los dioses de la cosecha, los hombres salvajes del bosque o los hombres verdes son todos espíritus asociados con el salvajismo, la sexualidad desenfrenada y los aspectos indomables de nosotros mismos que se nos enseña a conservar ocultos.

El espíritu adversario: el dios verde

- Nos desafía a nosotros y a nuestras concepciones de la realidad, la práctica de la magia y el trabajo con los espíritus.
- El sacrificio es necesario para trabajar con este espíritu de manera íntima.
- Dar ofrendas como muestra de respeto a lo salvaje; devolver el control a la naturaleza.
- Sacrificios hechos a la tierra, porciones de cosechas entregadas al Diablo para asegurar que no se estropeen.

Todo en la naturaleza mata para sobrevivir y esto es algo que no se ha perdido en nosotros, a pesar de los esfuerzos de la sociedad para desconectarnos del mundo natural. Sin nuestras conveniencias, disponibilidad de herramientas, recursos y refugios modernos, enfrentaríamos la realidad de que la mayoría de nosotros no sobreviviría por mucho tiempo. Nuestra supremacía sobre este mundo es una ilusión, y los espíritus adversarios y salvajes de la naturaleza buscan recordárnoslo. Este es un concepto que nos recuerda, en especial a quienes trabajamos con plantas, mostrar nuestros respetos a los poderes primarios del mundo natural que existirá por mucho tiempo después de que nuestro tiempo como especie haya terminado.

Caín, el primer agricultor

Se dice que la figura bíblica de Caín fue maldecida y desterrada por Yahweh, quien prefirió el sacrificio de cabras de Abel, hermano de Caín, contra la cosecha que Caín ofrendó. Furioso por este rechazo, Caín asesinó a Abel y se convirtió en uno de los primeros espíritus adversos que se aliarían con las artes arcanas. En la actualidad se le asocia con la brujería y el vampirismo; también se le honra como patrono del trabajo con plantas y de la senda de los venenos.

Curiosamente, Caín suele ser conocido como el primer agricultor, y los agricultores son responsables de muchos de los nombres folclóricos que tenemos para las plantas, especialmente esos espíritus adversarios verdes que frustran los esfuerzos de cultivo y se han ganado el nombre de **Diablo**.

El Diablo al que nos referimos no es el de la capa roja de las caricaturas ni el Satán del Antiguo Testamento. Este es un Diablo distinto: el Diablo Verde, el Diablo del folklore. Este Diablo representa poder y, como el Diablo Verde, podemos encontrarlo entre las plantas adversarias, incluso aquellas que son venenosas, invasivas, difíciles de matar, espinosas, etc. Estas plantas representan la naturaleza salvaje e indomable. Estos son los poderes que se resisten al control humano. Podemos acceder a estos poderes para:

- ✦ Gnosis (conocimiento).
- ✦ Sanar a través de la transformación y la transmutación.
- ✦ Protección contra la opresión y la manipulación.
- ✦ Poder personal y rebelión contra los constructos.
- ✦ Conexión con los espíritus de la tierra.
- ✦ Trabajar con herbolaria oscura.

El acre del Diablo

Tradicionalmente, el **acre del Diablo** era un pequeño terreno que se dejaba sin cultivar y que crecía silvestre, como ofrenda para asegurar buenas cosechas en la granja. Se decía que todo lo que crecía allí pertenecía al Diablo.

En la actualidad, si una persona quisiera hacer una ofrenda como esa, no necesitaría todo un acre, desde luego. Incluso un pequeño espacio en un jardín o la esquina de la propiedad de un dueño de casa es suficiente. Podrías construir un túmulo de piedras sueltas, con rocas de la misma propiedad, y usarlo como altar para colocar ofrendas. Con el tiempo, esto puede convertirse en un lugar para conectar con los *genii loci* (espíritus de la tierra), acceder al mundo de los espíritus y recolectar plantas para rituales. El acre del Diablo es una reserva de poder transgresor; aunque todas las cosas dentro de sus límites pertenecen al Viejo, es posible hacer ofrendas como intercambio por hierbas y otros ingredientes que pueden encontrarse en su interior. Las cosas recolectadas en esta área, tras pagar por ellas, son ingredientes poderosos para fórmulas y trabajos de hechizos y solo deben recolectarse ante circunstancias importantes, con total comprensión de la entidad de quien se obtienen. Cada hierba, raíz, piedra y tierra recolectadas en el acre del Diablo contiene un pacto implícito y, a cambio de un fragmento de su poder, deben hacerse ofrendas sombrías y con significado. Estas ofrendas serán distintas para cada individuo y el trabajo por hacer. Cualquier elemento recolectado en este espacio para rituales deberá ser pagado con un sacrificio: a mayor regalo, mayor retribución.

La deuda con el Diablo

La deuda con el Diablo es un medio para mantener la conexión entre el practicante, la Tierra y su práctica mágica a través de alimentar el acre del Diablo.

Al depositar los restos rituales, incluso cenizas de incienso, muñecos, fetiches de raíz y otros desechos del arte de los brujos, se forja un poderoso vínculo con los espíritus de la tierra.

Para mantener el poder, la presencia y la conexión personal con el acre del Diablo, debes hacer ofrendas regulares para infundir tu trabajo con la potencia del Diablo Verde; esto se llama deuda con el Diablo, que muestra respeto hacia la entidad que está detrás de tus trabajos mágicos. Recolecta una ofrenda para el Diablo Verde e invócalo en todos tus trabajos al hacerlo. Los siguientes elementos pueden ser ritualmente recolectados y luego depositados en el acre del Diablo u otro lugar silvestre:

- Una hoja o flor cortada de cada planta en el jardín.
- Cenizas rituales de incienso, peticiones quemadas o fuegos rituales.
- Una gota de cada poción, tintura o fórmula usada en un ritual.

Invoca al Diablo Verde para obtener protección, poder personal, soberanía, rebelión, intenciones ocultas y creación de pactos.

EL ATRACTIVO DE LOS VENENOS: PLANTAS DE PODER PARA MEDICINA Y MAGIA

¿Por qué trabajar con plantas venenosas? Venenoso no siempre significa mortal, aunque en realidad puede serlo si hablamos de algunas de las plantas más peligrosas, como la cicuta y el acónito. Algunas plantas no te matarán, pero pueden causarte síntomas incómodos o incluso enviarte al hospital. Al final del espectro encontramos plantas irritantes, como la hiedra venenosa, que son consideradas "venenosas" porque son molestas para los seres humanos. En el extremo opuesto del espectro están las plantas como la *gympie-gympie* (también conocida como el aguijón del suicidio), que es nativa de Australia. Las hojas de esta planta están cubiertas por vellos punzantes que causan un dolor tan intenso que hay personas que se han suicidado para detenerlo. Entonces, "venenoso" puede significar muchas cosas distintas y, como ya hemos comentado, el veneno depende de la dosis. Las mismas cualidades que hacen que una hierba sea venenosa son las que la hacen medicinal, ya sea en pequeñas dosis, en remedios vibracionales o en medicina espiritual.

Dicho lo anterior, algunas plantas son tan peligrosas que es mejor apreciarlas desde la distancia. No te pongas en riesgo. Existen plantas que pueden dejarte ciego, quemarte y dejarte cicatrices de por vida. El veneno es potencia.

Buscamos trabajar con plantas venenosas por distintas razones. Como ya se ha señalado, la magia de los venenos, o *veneficium,* ha sido parte del repertorio de los brujos desde mucho tiempo atrás. Gracias a esta asociación, muchas plantas venenosas están íntimamente conectadas con la práctica de la brujería y sus espíritus relacionados.

Estas hierbas nocivas también tienen cualidades curativas, aunque de un tipo distinto a las plantas medicinales tradicionales. Mientras las hierbas tónicas medicinales tienden a ser más proyectivas con su energía, las plantas venenosas son más restrictivas. En parte, esto se debe a su naturaleza saturnina; por ser frías y soporíferas, eliminan el calor y la inflamación, causan sueño y, si se consumen en exceso, pueden disminuir la respiración y el ritmo cardiaco. Aquí es donde radica su valor como hierbas medicinales, pero también su potencial como venenos. Una vez más, la naturaleza dañina de estas hierbas se basa en su aplicación en una situación altamente individualizada y sus efectos dependen de la dosis. Sin embargo, las fitotoxinas de una planta (los componentes químicos que la hacen venenosa) se utilizan en medicamentos, ¡incluso en antídotos! En ocasiones un veneno actúa como contratoxina para otro.

En algunos casos las plantas venenosas también son intoxicantes. Este poder de cambiar la percepción y de influir en el flujo de la vida y la muerte es muy parecido al poder de los brujos.

Algunas plantas de la senda de los venenos son psicoactivas. Otras son mágicas y misteriosas, con largas historias de uso ceremonial y extensa mitología. Muchas son espíritus herbales maestros. Pueden actuar como familiares al ayudarnos con nuestro trabajo. Suelen ser maestras y aliadas, capaces de dar sanación a través de ciclos de muerte y renacimiento.

LA FAMILIA DE LAS SOLANÁCEAS: PLANTAS DE PODER PARA MEDICINA Y MAGIA

Tanto en el chamanismo amazónico como en la brujería europea, las solanáceas son valoradas por su poder para facilitar el vuelo espiritual, las experiencias visionarias y la comunicación con los seres no físicos. Son temidas y respetadas por su poder para mover la fuerza de la vida y están conectadas con la muerte y el mundo de los espíritus.

¿Qué hace a las solanáceas tan importantes? El nombre de su familia, *Solanaceae,* nos da una pista. Como ya mencioné, se origina de un término en latín que significa "calmar". Las solanáceas pueden ser analgésicas, anticolinérgicas, antiinflamatorias, calmantes, delirantes, intoxicantes, midriáticas, sedantes y soporíferas. ¡Estos efectos dependen de la dosis! Con algunas solanáceas, las dosis altas pueden provocar coma o muerte. Otras solanáceas son solo ligeramente tóxicas y algunas de ellas nos dan vegetales cotidianos como los tomates, las papas, los pimientos y las berenjenas.

Los efectos medicinales, intoxicantes y psicoactivos de las solanáceas se derivan de sus componentes alcaloides, como la atropina, la hiosciamina y la escopolamina. Algunos de estos compuestos son relajantes y sedantes; son conocidos por aliviar el dolor muscular y los espasmos, reducir los dolores y disminuir las secreciones corporales, entre otras cosas. Por estas razones fueron anestésicos muy importantes en la antigüedad. Algunas son tan poderosas que son venenosas, incluso en pequeñas dosis. La bioquímica de las plantas individuales puede variar, lo que significa que el contenido alcaloide de una planta puede diferir del de otra planta de la misma especie; por tanto, evita la ingesta de las variedades más tóxicas. La aplicación tópica es más segura (evitando los orificios corporales). Pueden prepararse como emplastos, bálsamos, linimentos, etcétera.

Dicho lo anterior, los usos mágicos de las solanáceas son abundantes.

Usos mágicos de las solanáceas

- ✦ Ataduras, destierros, límites, explosión (también conocida como maleficio).
- ✦ Magia de protección.
- ✦ Corte de cuerdas.

- Magia de amor, influencia, glamur.
- Invocación de espíritus y necromancia.
- Vuelo espiritual, viaje chamánico, Sabbat de las brujas.
- Gnosis demoniaca o luciferina, iluminación y rebelión.

Daniel Schulke describe los efectos de las solanáceas como "puertas de veneno", desde dosis bajas hasta altas. La primera puerta (dosis menor) ofrece júbilo, estimulación, claridad mental, enfoque y visión mejorada. Las dosis ligeramente mayores se vuelven más afrodisíacas a medida que las inhibiciones se reducen y los músculos se relajan. La tercera puerta es la embriaguez, cuando la intoxicación y los cambios perceptuales comienzan a ocurrir. También es cuando suceden algunos de los incómodos efectos secundarios, como la boca seca y la incapacidad para orinar. La estupefacción, las alucinaciones, la anestesia y el envenenamiento fatal constituyen las últimas cuatro puertas en el camino descendente; estas últimas cuatro etapas suelen tener límites difusos. Las dosis para videncia pueden aproximarse a las dosis tóxicas, y el vuelo espiritual y la visitación ocurren durante el estado de sueño soporífico profundo, el cual puede lograrse con dosis medias.

La gnosis puede esperar detrás de cada puerta, pero las puertas también pueden cerrarse de golpe, y solo ofrecer agonía y castigo.

DANIEL SCHULKE, *VENEFICIUM*

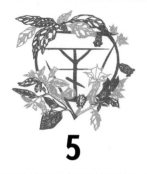

5

Aliados botánicos

Recopilación de plantas para la senda de los venenos

*E*ste capítulo ofrece una compilación de algunas de mis plantas siniestras aliadas favoritas para trabajar. No todas son venenosas. No todas son psicoactivas. No todas son dañinas o adversas o espinosas. Algunas son incluso bien conocidas como hierbas medicinales benéficas que ofrecen apoyo, sinergia o equilibrio; sin embargo, todas las plantas descritas aquí exhiben alguna cualidad de otredad. Se han ganado su lugar en el huerto de los venenos por su rareza, potencia o resistencia a ser controladas. Mi intención es mostrar que esta "característica nociva" u "otredad" es una cualidad propia del mundo natural; no se limita a las plantas venenosas.

Acónito/Anapelo azul/Matalobos
(*Aconitum* spp.)

Como uno de los más potentes venenos botánicos, el acónito ha sido reconocido desde la antigüedad por sus toxinas mortales. No obstante, incluso esta "reina del veneno", como era comúnmente conocida, tiene sus usos medicinales. La raíz preparada se utiliza en medicina herbal ayurvédica y medicina china tradicional para atender diversos padecimientos, tales como inflamación, dolor y parálisis. El acónito también fue un ingrediente de los elíxires taoístas de la inmortalidad, así como de otras preparaciones populares de drogas para incrementar la longevidad, promover el éxtasis y actuar como afrodisíacos. Estas fórmulas a menudo contenían otros ingredientes potencialmente peligrosos y psicoactivos, como arsénico, hongos psilocibios y dedalera. El *Aconitum ferox* también ha sido empleado en la India por sus efectos enteogénicos, por pequeñas sectas de devotos de Shiva, la deidad asociada con el veneno y la intoxicación. Incluso en este contexto no se ignora el peligro real, y la planta es tratada con extrema precaución.

Tanto en la medicina herbal china como en la ayurvédica se utilizan solo las raíces especialmente preparadas en mezclas medicinales, por lo regular de la variedad *Aconitum carmichaelii*. Las técnicas para preparar el rizoma tóxico, donde se encuentra la concentración más alta de alcaloides, se aplican para reducir la toxicidad de la raíz antes de ser utilizada para aplicaciones médicas. El uso de raíces frescas de cultivo doméstico no es recomendable para formulaciones medicinales o mágicas porque el riesgo de envenenamiento es muy alto. Incluso el manejo de las raíces frescas es peligroso porque los alcaloides tóxicos pueden ser absorbidos a través de la piel. Tanto la raíz como las partes aéreas de la planta pierden la mayoría de sus compuestos tóxicos cuando se deshidratan. El rizoma deshidratado y preparado puede comprarse bajo el nombre de *fu zi* entre proveedores de hierbas usadas en la medicina tradicional china. Cuando se utiliza en preparaciones tópicas, el acónito es valioso por su capacidad para aliviar el dolor asociado con la neuralgia y la ciática. Sin embargo, solo debe utilizarse de acuerdo con las instrucciones de un experto herborista.

En Europa, el acónito, también conocido como matalobos (*Aconitum lycotonum*) y anapelo azul (*Aconitum napellus*), fue ampliamente conocido por su toxicidad. La planta provocó toda una agitación entre la aristocracia, desde los tiempos del imperio romano hasta el Renacimiento italiano. Fue famosa por su uso como medio para el asesinato y el crimen; gran esfuerzo se invirtió en el intento de encontrar antídotos y profilácticos para este veneno. En los famosos *Juicios por Envenenamiento* del papa Clemente VII en el siglo XVI, se usó acónito para probar la eficacia de antídotos en criminales condenados. No se prestó tanta atención a la acción del veneno como a la eficacia del antídoto, pero en aquel tiempo no se comprendía por completo la naturaleza del veneno. Los venenos y sus antídotos fueron un tema de interés a lo largo de la Edad

Media e inspiró a muchos a probar sus propios antídotos en sujetos humanos y animales (Rankin 2021).

El acónito también fue uno de los ingredientes más citados en fórmulas medievales de ungüentos para el vuelo de las brujas, cuando las ideas de veneno y brujería diabólica comenzaron a fusionarse en los años posteriores a la Peste Negra. Aunque el matalobos suena como un ingrediente apetecible para los brujos, existen algunas bases científicas para su inclusión en estas recetas. Con sus propiedades para aliviar el dolor y sus efectos en el sistema nervioso, no se descarta que esta planta produjera algún efecto enteogénico, como la sensación de volar si se aplicaba junto con plantas de la familia de las solanáceas, algo que también solía aparecer en las recetas de ungüentos voladores medievales.

El trabajo con el acónito

No sorprende que a esta planta venenosa se le asocie con el inframundo y sus espíritus, incluso con la diosa Hécate. Es una importante planta aliada en la farmacopea de los brujos y se decía que la hechicera Medea la utilizó para envenenar a Teseo. Existen maneras seguras de trabajar con esta planta aliada y de acceder a su magia y sabiduría. Las esencias florales son una de las formas más seguras de conectar con la energía de las plantas venenosas aliadas a través de la ingesta; sin embargo, es importante que la esencia floral, en el caso de esta planta, sea diluida.

Por fortuna, el acónito o matalobos, como es comúnmente conocido, ha sido cultivado y atendido por monjes en los huertos de los monasterios y a menudo puedes encontrarlo en camposantos, en especial en aquellos que emplean jardineros con nostalgia por los huertos tradicionales de boticarios. Son lugares geniales para conectar con la planta viva en meditación, lo que aumenta su eficacia como aliada de la introspección y la soledad.

Las flores de la planta, una vez deshidratadas, son relativamente seguras para trabajar y puedes portarlas como talismanes, incorporadas en bolsitas de amuletos y en joyas. Se creía que el anapelo azul confería invisibilidad a su portador y que actuaría como capa de invisibilidad energética cuando necesitas moverte sin ser detectado. Es especialmente efectivo cuando se porta como amuleto de protección durante rituales nocturnos en los que se requiere discreción.

Las flores y una pequeña cantidad de material herbal deshidratado también pueden agregarse en aceites para unción. Pueden reservarse para objetos rituales o usarse para ungir la piel; sin embargo, es recomendable realizar una prueba de sensibilidad para asegurar que no existan reacciones adversas.

Ajenjo (*Artemisia absinthum*)*

Turpia deformes gigunt Absinthia campi, Terraque de fructu, quam sit amara docet.
En tierra estéril sin cultivar se produce el repugnante ajenjo, y bien se sabe que, a través de su raíz, amargos se vuelven los campos.

OVIDIO, *EPISTULAE EX PONTO. LIB. III. EP. VIII. 15*

- Conocido en el mundo antiguo por sus propiedades amargas; se toma para contrarrestar los efectos de los excesos de comida y alcohol.
- Actúa como vermífugo al repeler insectos y bichos; usado en tintas medievales para proteger los manuscritos de las plagas.
- Usado para eliminar plagas espirituales y parásitos energéticos.
- De acuerdo con el herborista isabelino John Gerard, el ajenjo es un buen antídoto para el veneno de las setas venenosas si se toma con vinagre; también puede tomarse con vino para contrarrestar el veneno de la cicuta, la musaraña y el dragón azul de mar.
- Se decía que las ofrendas a Hécate se envolvían en guirnaldas de ajenjo.

Bastón del Diablo (*Aralia spinosa*)

- Miembro de la familia ginseng, nativa del este de Norteamérica, con jugosos frutos negros y tallos espinosos; resistente a los ciervos.

---

*Nota: Consulta las páginas 86–88 de mi libro anterior, *Herbolario de la senda de los venenos*, para conocer más sobre el ajenjo.

- ✦ A menudo crece en áreas perturbadas.
- ✦ Crecía en jardines victorianos como "ornamentos grotescos".
- ✦ Usada por los médicos de la Guerra Civil estadounidense como tratamiento antiséptico de infecciones por bacterias.
- ✦ Las semillas de las bayas son ligeramente tóxicas.
- ✦ La cocción de la corteza se utiliza para combatir la fiebre a través de la sudoración.
- ✦ Es emética y purgante.
- ✦ Usada en la brujería norteamericana como vara hechicera.

Beleño (*Hyoscyamus niger*)

En todo el mundo antiguo, el beleño tuvo reputación de hierba de magia. Sus poderes relacionados con la profecía y la comunicación con los espíritus eran bien conocidos por los pueblos griego y germánico y fue especialmente valorada por los vikingos, quienes lo usaban en rituales. Sus propiedades psicoactivas condujeron a su uso tradicional en el contexto enteogénico. En los tiempos medievales, el beleño se encontraba entre las hierbas voladoras utilizadas por las brujas.

En ocasiones se le ha llamado *insana,* por su capacidad para causar locura; también *hypnotikon,* por sus efectos inductores de sueño e hipnóticos. Con frecuencia era usada de manera similar a su prima menos prolífica, la mandrágora, y se infusionaba en vino, cerveza y miel por sus efectos intoxicantes, para propósitos rituales y recreacionales.

El beleño puede ayudar con todos los asuntos relacionados con la muerte y morir (incluso la muerte chamánica), la aceptación de la mortalidad, la transición de los agonizantes, el proceso de duelo, etcétera. Puede liberar el temor y la ansiedad relacionados con la muerte y el proceso de muerte, pero ayuda con el nerviosismo en general y está disponible en fórmulas homeopáticas para tal fin. Es una de las solanáceas más fáciles para trabajar, interna y externamente, y puede ofrecer liberación del dolor y sedación cuando es necesario (por ejemplo, para ayudar a alguien a dormir cuando el sistema nervioso está saturado de emociones).

El beleño está tradicionalmente asociado con la necromancia. Puede ayudar con todo tipo de adivinación, en especial aquella en la que se emplean objetos reflejantes y la comunicación con los espíritus. Como aliado para el trabajo de sombra, el beleño es amistoso y reconfortante, pero no teme lanzarse de cabeza a la batalla. Puede ayudar a hacer que el trabajo de sombra sea menos temible al reducir la ansiedad cuando confrontamos nuestros miedos, pero también hará surgir esos miedos que hemos intentado enterrar.

Aunque es más comúnmente conocido por sus asociaciones con la muerte, el beleño también es una hierba de celebración, una planta de ebriedad chamánica utilizada en preparaciones sagradas por sus efectos psicoactivos y un versátil afrodisíaco. Puede infusionarse en aceite y usarse en masajes eróticos, ofreciendo alivio al dolor y efectos de relajación y embriaguez. Las semillas de beleño se tostaban en las casas de baño europeas para promover una atmósfera más erótica con su embriagante humo. Las hojas y las semillas machacadas han sido utilizadas con propósitos afrodisíacos en el norte de África, a menudo mezcladas con mosca española (cantárida) o cannabis.

La planta también es conocida por ser utilizada en formas más coercitivas de magia de amor, incluso manipulación mental y magia de glamur.

☠ Precaución ☠

Tanto el beleño como la mandrágora contienen potentes alcaloides de tropano, que pueden ser tóxicos si no se manejan de forma adecuada.

Trabajo con el beleño

El beleño puede usarse en mezclas de incienso para la adivinación, específicamente aquella que implica a los muertos. También es efectivo para cargar instrumentos adivinatorios y para promover una atmósfera conducente a la adivinación al quemarlo. Cuando quemes beleño, agrégalo despacio y con moderación al carbón para evitar efectos abrumadores.

Los aceites de beleño para masajes pueden emplearse para obtener efectos afrodisíacos y aliviar dolores; la tintura de beleño y sus compuestos derivados se utilizan para diversos problemas gastrointestinales. Es importante que esas preparaciones sean formuladas y administradas de forma adecuada; sin embargo, los precedentes nos demuestran que incluso individuos no herboristas pueden trabajar con esta planta con poco peligro. (Esto **no** significa que la planta no genere efectos secundarios incómodos.)

El beleño puede ser una buena opción cuando la situación requiere medicinas espirituales potentes. Cuando se aplica en la piel, se inhala como humo o se ingiere en dosis bajas a lo largo de cierto tiempo, el beleño puede crear cambios químicos y energéticos en instancias donde se requiera de una sanación o asistencia espiritual profunda e inmediata.

Belladona mortal (*Atropa belladonna*)

Como sugiere su nombre, la belladona mortal ha sido utilizada para crímenes, asesinatos y suicidios durante siglos, aunque también como afrodisíaco y medicina. Esta planta encarna la naturaleza dual de la bruja, tanto sanadora como herética. Como hierba de los reinos de las sombras, la belladona mortal nos da la habilidad de ver en la oscuridad, el don del discernimiento al abrir nuestros "ojos". Es una poderosa planta venenosa aliada que ofrece profunda introspección y tiene la capacidad de tomar la forma de nuestros temores, para que podamos enfrentarlos. Nos refleja nuestras propias sombras; sus bayas negras son espejos de nuestra alma.

Como *Femme fatale,* temible guerrera y diosa aterradora, el espíritu de la belladona mortal es el portador del estandarte de la liberación femenina y busca romper las concepciones que el patriarcado ha inculcado en nosotros. Género, sexualidad, soberanía, dolor, trauma, roles de poder y representación personal son temas asociados con esta planta. Como hierba aliada, puede ayudarnos a encontrar el coraje para ser plenamente quienes somos, con colmillos y todo.

Asociada con Átropos, la Parca responsable de cortar el hilo de la vida, la belladona mortal puede utilizarse en rituales para cortar hilos con personas y patrones no saludables, incluso relaciones tóxicas y apegos traumáticos. Es un espíritu herbal maestro que puede asistirnos en viajes a otros mundos; específicamente a reinos ctónicos, al Sabbat de las brujas y al plano astral.

La belladona nos ayuda a explorar el misterio de la conexión entre el sexo y la muerte, tanto en nuestro interior como en el mundo que nos rodea. Podemos trabajar con ella en forma de esencia floral, aceite para unción o aliada herbal para curar los traumas de naturaleza sexual, para ayudar a reconciliar nuestros aspectos dominantes y sumisos y aceptar la sexualidad de una manera saludable.

La belladona brinda protección, pero también nos enseña que podemos protegernos nosotros mismos. Se asocia con las valkirias, el frenesí de la batalla y las diosas de la guerra. Incluso ha sido utilizada en la guerra bioquímica para envenenar a ejércitos enemigos.

Trabajo con la belladona mortal

La belladona mortal es potencialmente venenosa si se ingiere, pero es posible trabajar con ella de manera segura en fórmulas tópicas, como aceites infusionados y bálsamos. Cultivar la planta es un acto de brujería en sí mismo y puede ser poderosamente transformador. Como las otras plantas de la familia de las solanáceas, la belladona mortal ofrece mucho potencial de uso en rituales y curación. Trabajar con ella lenta y gradualmente es la mejor manera de comprender todo su poder.

Cabello de ángel/Fideo/Cuscuta (*Cuscuta* spp.)

El cabello de ángel es una planta parásita de maleza que, al no tener hojas ni clorofila, se une a otra planta anfitriona, a través de la cual recibe sus nutrientes. El cabello de ángel crece con rapidez y crea doseles colgantes de fibras amarillentas o anaranjadas. Sus flores son pequeñas e insignificantes. Puede superar con rapidez a la planta anfitriona y hacerla susceptible a otras enfermedades. Una vez que el cabello de ángel se aferra a una planta anfitriona, sus propias raíces mueren. Puede adherirse a múltiples plantas anfitrionas al mismo tiempo.

Como todos los miembros de la familia de las convolvuláceas, el cabello de ángel es un gran aliado para los rituales de ataduras. Puede recolectarse y usarse en botellas de brujas para atrapar espíritus y otras energías indeseables. Tiene la habilidad de convertir todo lo que absorbe en energía que puede utilizar. Puede incorporarse en amuletos y talismanes de protección para absorber y transmutar energía.

También se puede secar y emplear como relleno de muñecos para trabajos maléficos con el fin de reducir la energía de un sujeto para transferirla a otro. Esta cualidad vampírica puede utilizarse de numerosas maneras para mover y contener energía.

Cicuta venenosa (*Conium maculatum*)

La cicuta se conecta con Caín, el primer agricultor, una figura importante en la brujería sabática. A las manchas violetas que típicamente se encuentran en sus tallos se les llama la Marca de Caín. (Este nombre también denotaba la llamada marca de las brujas.) La cicuta es una de las clásicas hierbas de brujería y esto fue más evidente en las islas británicas.

La cicuta es una poderosa toxina que produce parálisis previa a la muerte. Puede usarse en rituales para paralizar una situación o para inmovilizar a un enemigo; para este propósito, uno debe salpicar cicuta seca o semillas de cicuta sobre una imagen u objeto antes de enterrarlo o sellarlo en un recipiente. También es conocida por su capacidad de destruir el impulso sexual y puede usarse en hechizos para terminar una relación o detener avances no deseados.

Como esencia floral, la cicuta puede emplearse para darnos apoyo cuando nos sentimos paralizados o deprimidos. Puede ayudarnos a crear límites más saludables y a bloquear aquello que se alimenta de nuestra energía.

☠ Precaución ☠

Se debe tener gran precaución cuando se trabaje con cicuta y nunca debe ser ingerida. El material fresco de la planta es el más potente y solo debe manipularse con guantes.

Cimicífuga/Culebra negra (*Actaea* spp.)

Como miembro de la familia *Ranunculaceae*, la cimicífuga o culebra negra es una planta perenne del bosque y es pariente cercana del tóxico acónito. La *Actaea spicata* (hierba de san Cristóbal, cristobalina) es la especie común en el norte de Europa, mientras que en el este de Norteamérica es la *Actaea rubra* (*baneberry* o *chinaberry*) y en el norte de Norteamérica es la *Actaea pachypoda* (ojo de muñeca). Sus bayas blancas o rojas son las partes más tóxicas de la planta. Las raíces son purgantes, eméticas e irritantes. La *baneberry* puede causar mareo, dolor de cabeza, pulso acelerado, vómito, diarrea, gastroenteritis y, en casos raros, convulsiones, coma y muerte.

Otra importante variedad es el *cohosh* negro o culebra negra (*Actaea racemosa*) una importante hierba medicinal para los indígenas norteamericanos. Se utiliza tradicionalmente para aliviar los cólicos menstruales, el síndrome premenstrual y el parto; aún se utiliza en la medicina herbal actual.

La cimicífuga, como su nombre implica, es conocida por su capacidad para causar un envenenamiento rápido y dramático. De acuerdo con *Poisonous Plants of Eastern North America*, de Randy Westbrooks y James Preacher, no existía documentación sobre la toxicidad de la cimicífuga hasta los experimentos de la herborista Alice E. Bacon, quien los inició comiendo cantidades cada vez mayores de bayas, de una a tres y hasta seis, y monitoreaba los efectos. Detectó efectos gastrointestinales y cardiacos con todas las dosis y la última le produjo un estado de confusión, mareo y alucinaciones de formas y tonos de azul (Westbrooks y Preacher 1986, 55).

En la tradición nórdica se creía que la cimicífuga estaba influenciada y poseía las virtudes de los más malignos *vaettir* (espíritus) (Frisvold 2021, 249).

Cizaña (*Lolium temulentum*)

Nombres populares: cizaña, espantapájaros, lolio, temulentum (hace referencia a la ebriedad), gemelo malvado del trigo.

La cizaña pertenece a la familia de las gramíneas y se parece a muchos de nuestros cultivos de granos. Es probable que se originara en el Cercano Este y que creciera comúnmente a través de Europa Central. Existe evidencia de una variedad egipcia de hace quinientos años y también se la ha encontrado en depósitos de la Era de Piedra a través de Europa.

Los efectos embriagadores de la cizaña son conocidos desde la antigüedad. Aunque a menudo era considerado como un grano de desecho que crecía entre los cereales, como la avena y la cebada, y contaminaba la cosecha, en algunos casos era cultivada específicamente por sus propiedades psicoactivas.

La cizaña adquiere su psicoactividad gracias a la infección de sus granos con hongos. El ergot o cornezuelo es quizás el más conocido entre los hongos que infectan los granos y transmiten efectos psicoactivos; pero en el caso de la cizaña, el agente responsable es el hongo parásito *Endoconidium temulentum* (Rätsch 2005).

Los efectos de la intoxicación con cizaña se parecen a aquellos de la toxicidad por alcaloide tropano y las micotoxinas. Incluyen dilatación de las pupilas, alteraciones de la percepción, la coordinación y el movimiento, vómito, dolor de cabeza, somnolencia y parálisis respiratoria. Estos efectos pueden durar varios días, aunque la mortalidad es poco probable.

La cizaña fue conocida como "la planta del frenesí" en la antigua Grecia. Tiene conexiones con Deméter o Ceres y Perséfone porque es un cereal de grano; se piensa que fue utilizada en varios cultos religiosos. En ocasiones forma parte de las listas de ingredientes de recetas de ungüentos voladores en el medioevo. Ha sido utilizada como ayuda en la fermentación y se agregaba al alcohol por sus efectos intoxicantes.

Es probable que granos infectados de cizaña hayan sido horneados en muchas hogazas de pan a través de los siglos, con o sin intención, y podríamos suponer que los campesinos europeos se encontraban en un estado alucinógeno semiconstante (lo cual explicaría muchas cosas). Las técnicas agrícolas modernas prácticamente han eliminado la cizaña de otros cultivos de cereales.

Coralillo asiático (*Abrus precatorius*)

Otros nombres: rosario budista, ojos de cangrejo, regaliz americano, guisante del amor, guisante de la suerte, guisante de oración, rosario seminola, planta del clima.

Muchos de los nombres comunes de esta planta se refieren a sus usos en joyería, en la práctica espiritual y como patrón de medida. Esta enredadera de rápido crecimiento, miembro de la familia *Fabaceae*, es nativa de las regiones tropicales de Asia y Sudamérica. Se ha vuelto invasiva en los pinares de Florida, donde crece prolíficamente. Sus largas y profundas raíces son difíciles de retirar; sin embargo, la planta muere cada año.

Las flores crecen en grupos de colores rosa, violeta y blanco y las hojas son compuestas. Como hierba de entrelazado, el rosario de guisantes trepa por los árboles, los postes de las vallas y cualquiera otra estructura. Las vainas de semillas son verdes al inicio, semejantes a las de otros miembros de la familia de los guisantes. Cuando las semillas han madurado, las vainas se tornan marrones y se abren para revelar brillantes semillas rojas y negras.

Las semillas están llenas de la proteína tóxica abrina, que puede ser fatal si se ingiere. La capa externa de la semilla es resistente y difícil de dañar.

Las semillas fueron utilizadas por los indígenas americanos en joyería debido a su brillante color y como forma de medida de peso porque su tamaño es consistente. En la selva amazónica se crean collares ceremoniales con ellas. En la India, los monjes budistas suelen usar las semillas para hacer *malas*, los rosarios para meditación. Las semillas rojas y negras también son empleadas en la religión tradicional yoruba y en las tradiciones locales relacionadas para representar al orisha *Elegua*; portero del mundo de los espíritus.

El rojo y el negro son colores de protección y poder; las culturas que tradicionalmente trabajan con las semillas del rosario de guisantes, creen que brindan protección y poder extremos. Me gusta pensar que el lado rojo representa la energía feroz y masculina de Marte y que el lado negro representa la energía terrenal y femenina de Saturno, aunque ambos tienen diferentes cualidades protectoras. Son como velas reversibles en miniatura, mitad rojas y mitad negras, usadas para repeler influencias indeseadas y ataques mágicos. Estas diminutas, pero poderosas semillas, pueden usarse en talismanes, amuletos y rituales por su potente energía protectora. Son excelentes para la contramagia y para hechizos de reversión. Resulta interesante que "ojos de cangrejo" sea uno de sus nombres comunes; el caparazón de cangrejo en polvo es un poderoso ingrediente en la magia de reversión.

A la *Abrus precatorius* también se le suele llamar "planta del clima" por su uso para pronosticar el clima. En 1887, el vienés Josef Nowack declaró que los movimientos de la planta predecían, en detalle, patrones del clima antes de que ocurrieran. Existen muchas plantas cuyas flores responden a los cambios en los niveles de humedad, pero se creía que la *Abrus precatorius* predecía incluso factores meteorológicos como velocidad y dirección del viento, nieve y neblina. Los datos podrán sustentar o no la teoría de Nowack; sin embargo, las hojas de esta planta sí hacen movimientos notables, previos a los cambios en el clima:

+ Las hojas horizontales indican una transición en el clima.
+ Las hojas que apuntan hacia arriba indican buen clima.
+ Las hojas que apuntan hacia abajo indican precipitación.

Este movimiento, aparentemente consciente de la planta en conexión con el clima, sugiere interesantes propiedades ocultas y el potencial espiritual de la planta.

Datura/Manzana espinosa/Trompeta del Diablo (*Datura* spp.)

El origen de la datura es tema de debate. Se piensa que la especie más antigua es la *Datura metel,* que ha sido rastreada hasta la India. Es probable que la *Datura stramonium* y otras variedades tengan su origen en Norteamérica. En México, la *Datura stramonium* es considerada una "hermana menor" de la *Datura innoxia* y ambas se utilizan de maneras similares. Esto sugiere la posible llegada de la *Datura stramonium* a México. Si bien se escribió sobre la datura en la antigüedad, aunque Teofrasto, Discórides y Plinio lo hicieron con temor, parece haber sido desconocida en la Edad Media y principios del Renacimiento, ya que ninguno de los escritores de la época la mencionan. John Gerard escribió en 1597 que la manzana espinosa era una rara curiosidad en Inglaterra.

La datura es un veneno poderoso, así como medicina espiritual y física. Es una de las plantas ceremoniales de poder más importantes en Norteamérica y tiene tradiciones de uso entre los pueblos indígenas en todo el continente. La datura es reverenciada como espíritu herbal maestro y como gran maestra, a la que uno debe acercarse con respeto. Algunos destinos pueden parecer peores que la muerte; tres días de locura paranoide pueden ser un buen ejemplo, como puede verse en muchos casos de envenenamiento por datura. Es una planta de transición y transformación, además de un catalítico poderoso para el cambio; con frecuencia se utiliza en ritos de iniciación. En sus diversas formas y adoptando distintas máscaras, la datura puede ser el espíritu reconfortante de una abuela o un monstruo.

El trabajo con este espíritu herbal puede ser muy intenso. Durante el trabajo de sombra ayuda con la ansiedad basada en el miedo, las conductas agresivas (también basadas en el miedo), la paranoia y las pesadillas, todos ellos síntomas que resultan del trabajo que se está realizando. Cuando elegimos trabajar con las sombras, nos sumergimos en las partes más oscuras de nosotros mismos y en ocasiones reaccionamos con resistencia. La datura ayuda con esto al enseñarnos cómo transmutar los patrones tóxicos, las influencias del entorno y los apegos destructivos.

En el pasado fue utilizada como tratamiento para el asma; por tanto, la datura nos abre. Así como abre nuestras vías respiratorias, que son nuestras vías de comunicación, nos abre también para recibir información, energía o conocimiento de otras formas. De igual manera, puede emplearse para atravesar bloqueos o energía estancada.

El trabajo con la datura

Como sucede con la mayoría de los miembros de la familia de las solanáceas, debemos ser cautelosos al trabajar con la datura. No debe administrarse internamente, excepto bajo la dirección de un practicante calificado. Puede aplicarse tópicamente para restablecer el contacto con la tierra, relajación y sedación, además de extraer energías no deseadas (por lo regular se aplica en los pies o en alguna otra área específica para la extracción).

La datura tiene múltiples aplicaciones espirituales, desde la limpieza y el destierro hasta la recuperación del alma y el trabajo con traumas ancestrales. Nos enseña a acceder a nuestro inconsciente mediante sueños y visiones en vigilia. Es una aliada formidable; causa temor en nuestros demonios y ahuyenta espíritus dañinos y maleficios. Sin embargo, debido a su gran potencia, es mejor trabajar con gentileza al usar esta planta.

Usos farmacológicos

La datura tiene efectos analgésicos, anticolinérgicos, antiinflamatorios, antiespasmódicos, delirantes, expectorantes, hipnóticos, midriáticos y sedantes. Tiene usos etnofarmacológicos en todas partes del mundo, y se utiliza en el tratamiento de afecciones que van desde las erupciones cutáneas hasta el asma. Se utiliza tópicamente e internamente para aliviar el dolor y para atender lesiones relacionadas con tensión muscular, dolor o daño nervioso, dolores articulares y lesiones donde la piel aún está intacta.

A veces la datura también se utiliza para atender trastornos nerviosos y mentales. Por tradición, el pueblo Chumash de Norteamérica usa las flores en baños de pies para el agotamiento y el estrés.

La planta contiene poderosos alcaloides de tropano; el contenido varía entre especies y partes de la planta. Los principales alcaloides son la hiosciamina y la escopolamina. En pequeñas dosis, estos alcaloides actúan como sedantes y producen alucinaciones placenteras y sueños eróticos. En dosis mayores se convierten en psicoactivos.

Las flores y las semillas de datura pueden tener un contenido alcaloide de hasta 0.6 por ciento. Las hojas secas pueden tener un contenido alcaloide de entre 0.1 y 0.6 por ciento. Un gramo de hojas secas se considera una dosis terapéutica eficaz para fumar (Rätsch 2005, 210, 212). Cuatro o cinco gramos de hojas secas de datura contienen suficientes alcaloides para producir resultados fatales (Lindequist 1992, citado en Rätsch 2005).

La escopolamina de la datura se ha utilizado como suero de la verdad por sus efectos delirantes e hipnóticos, además de las temibles alucinaciones.

Usos ceremoniales

La datura es una de las plantas ceremoniales más importantes en el planeta. Sus cualidades sedantes, hipnóticas y visionarias son muy útiles para el uso ritual, pero también puede provocar agresión, excitabilidad y amnesia.

En las tradiciones indígenas norteamericanas, la datura se utilizaba con frecuencia en combinación con el tabaco; se elaboraban mezclas para fumar en ritos de iniciación. Recipientes ceremoniales con forma de capullo de datura se han encontrado en sitios arqueológicos a través de Norteamérica y nuevas investigaciones continúan arrojando luz sobre la magnitud de la importancia histórica que esta planta tuvo en las culturas indígenas americanas, así como su amplio uso.

En algunas tradiciones, la manzana espinosa se utiliza en rituales chamánicos para viajar a otros mundos, al pasado o incluso al interior de pacientes para que recuperen la salud. También se usa en rituales de adivinación; sus efectos enteogénicos permiten que el practicante se comunique con espíritus y deidades y vea el otro lado.

Shiva, el dios hindú del éxtasis, la intoxicación y el veneno, entre otras cosas, se asocia con la *Datura metel*. Esta especie de datura se fuma en mezclas con cannabis para conectar con la deidad en trance extático. Con frecuencia se observan flores de datura en altares dedicados a Shiva.

Asociaciones mágicas

La manzana espinosa es una hierba para hechizos asociada con la brujería maléfica. Puede usarse para hechizos y maldiciones, pero también puede blandirse como defensa contra lo mismo. Es una gran hierba para magia de protección porque combina las cualidades de Saturno y Marte con la finalidad de lograr poderosos y duraderos encantamientos de protección.

En mi opinión, la *Datura stramonium* es la más "brujeril" de la especie de las manzanas espinosas. Es la especie más asociada con la brujería europea medieval y tiene el aspecto salvaje y rudo de una planta silvestre, en comparación con las variedades ornamentales.

A menudo se describe a la datura como una figura de abuela, pero exige el respeto de aquellos que se aproximan a ella. Como espíritu cambiante, la datura suele ser percibida de manera distinta por personas diferentes y puede manifestarse en una variedad de formas de plantas, animales y humanoides.

Las flores de la manzana espinosa son vespertinas: abren de noche y liberan su aroma para atraer a los polinizadores nocturnos. La planta está conectada con la luna, la magia nocturna, la oscuridad y las criaturas de la noche. Los coyotes, las polillas, los murciélagos y las arañas tienen una afinidad con ella.

Como hierba adivinatoria, la datura es una poderosa aliada. Yo describo el espíritu de la manzana espinosa como "el chamán psicodélico" de la familia de las solanáceas, pues te lleva de viaje a lugares diferentes a los de otras solanáceas.

La datura también puede ayudarnos a conectar con los ancestros, a acceder a vidas pasadas y a procesar los traumas. Las flores pueden usarse como ofrendas, ya sea en forma de quema de flores secas o colocándolas frescas ante el altar.

Jimsonweed

La manzana espinosa se hizo conocida como *jimsonweed* o hierba de Jamestown por la historia de un grupo de soldados británicos que, comisionados a pacificar una rebelión en la Virginia colonial, quedaron incapacitados por consumir hojas de datura sin saberlo. Se dice que su estado de histeria duró varios días.

El aliento del Diablo

Estas son notas de *The Witch's Garden,* de Harold Hansen, citando a Von Aphelen en *General Natural History* (1767) sobre el uso de las semillas de datura: "Las prostitutas administran a quienes tienen la desgracia de caer en sus manos la mitad de cinco gramos de estas semillas con el fin de beneficiarse de su locura". La manzana espinosa ha tenido una larga y continua historia con el trabajo sexual y puede ser una aliada protectora e inspiradora de poder para quienes viven en las clases sociales marginales.

El aliento del Diablo es una escopolamina sintética en polvo que se usa en todo el mundo, no solo para generar sensaciones de relajación y felicidad sino también para intenciones maliciosas, como aturdir a las víctimas o incluso dejarlas inconscientes para cometer robos, secuestros y asaltos sexuales. El polvo se vierte en una bebida o se sopla en el rostro de la víctima (de ahí obtuvo el nombre de **aliento del Diablo**). En su forma sintética, la escopolamina es muy concentrada; menos de un gramo puede matar a una persona.

La escopolamina es un alcaloide que está presente en todas las plantas de la familia *Solanaceae*. Sin embargo, es más conocida como el alcaloide activo en las daturas. Por ejemplo, la escopolamina es uno de los ingredientes más activos en la datura sagrada *(Datura stramonium),* también llamada trompeta del Diablo, la cual tiene flores blancas que apuntan hacia el cielo. La escopolamina también se encuentra en parientes de la familia *Solanaceae*, el género *Brugmansia,* nativo de Centro y Sudamérica. La *Brugmansia*, a veces conocida como floripondio o trompeta de ángel, tiene largas flores blancas que apuntan hacia abajo. Es de particular uso ceremonial entre los chamanes sudamericanos. Por ejemplo, la *Brugmansia suaveolens,* una de las siete especies de *Brugmansia,* se utiliza como ingrediente en ceremonias sagradas de ayahuasca.

Pomada de datura

- 1 onza de hojas secas de Datura stramonium
- 30 ml de vinagre de sidra de manzana
- 30 ml de vodka
- 250 ml de aceite base
- 4 cucharadas de cera de carnaúba

Comienza por pulverizar las hojas secas de datura y colócalas en un recipiente grande de vidrio. A continuación, agrega el vinagre de sidra de manzana y el vodka. En el tiempo que tardes en leer esto llegará el momento de agregar el aceite. El vinagre y el alcohol ayudan a extraer los alcaloides de tropano del material herbal para que se infusione con el aceite.

Una vez que hayas agregado el aceite, coloca el recipiente destapado en una olla eléctrica de cocción lenta a fuego medio a alto. Llena la olla con suficiente agua para sumergir el recipiente casi por completo. Permite que el aceite infusione por 4 a 6 horas.

Retira el recipiente de la olla y cuela el material herbal. Vierte el aceite en la parte superior de un baño María y añade la cera. Calienta el aceite hasta que se derrita la cera. (Si quieres hacer todo el proceso en una estufa, en lugar de usar una olla eléctrica de cocción lenta, está bien. El calor más alto del baño María es necesario para lograr que la cera se derrita.)

Ahora ya tienes una buena cantidad de pomada estandarizada de datura para trabajar. Puedes distribuirla en recipientes más pequeños o mantenerla en el recipiente grande. El uso sugerido es una cucharadita aplicada en las axilas, las plantas de los pies, el pecho o los centros energéticos.

☠ Precaución ☠

Comienza por una zona pequeña de prueba para asegurarte de no tener una reacción alérgica a alguno de los ingredientes de la pomada.

Pinchazos en los dedos por datura

Los capullos de datura están cubiertos por pequeñas espinas, que se vuelven afiladas agujas cuando los capullos están secos. Mientras manipulo esos capullos secos, a menudo me pincho los dedos por accidente. Al notar una extraña sensación de cosquilleo que asciende por mis brazos, recuerdo los efectos de alteración de consciencia de la urticación o flagelación con ortigas *(Urtica dioica)* por sus efectos curativos, desintoxicantes e inductores de trance. Las sensaciones similares provocadas por los capullos de datura no solo se deben a las espinas, sino a los alcaloides de tropano que entran en el torrente sanguíneo con cada pinchazo. Las cantidades son mínimas y es probable que tengan un efecto más energético que bioquímico. Para algunas personas, la sensación puede ser irritante y permanece durante un rato, seguida por enrojecimiento o comezón.

Aquí se trata de pincharnos los dedos de manera intencional con un capullo seco de datura, mientras pedimos al espíritu de la planta que comparta su poder y sabiduría con nosotros. Podemos hacerlo para entrar en un estado meditativo y conectar con el espíritu de la planta u otras aliadas, o tal vez como parte de un ritual de limpieza personal y contacto con la tierra. También puede funcionar como técnica para extraer la energía curativa del espíritu de la planta hacia las manos para después aplicarla en otra persona, a través de técnicas de sanación con las manos.

El método más sencillo es tomar asiento en una posición cómoda, sujetar un capullo seco de datura con las puntas de los dedos pulgar e índice y rotarlo en diferentes direcciones. Puedes cerrar los ojos o meditar sobre los detalles del capullo. Puedes sujetar el capullo durante todo el procedimiento o solo hasta sentir que has logrado una conexión. La idea no es que te perfores y sangres; te pincharás con solo sujetar el capullo, sin intentarlo, así que no hay necesidad de ser demasiado agresivo.

Para propósitos de sanación, es decir, eliminar traumas, espíritus de enfermedad y energía estancada, sujeta el capullo entre las manos y, con la menor presión posible, hazlo girar hasta que comiences a sentir cosquilleo. Entonces deja el capullo a un lado y usa tus manos para sanación como lo harías normalmente, colocándolas sobre áreas específicas. Un método más directo sería combinar esta técnica y pinchar también a la persona que recibe la sanación: Toma el capullo y golpea con suavidad las palmas y dorsos de sus manos, brazos y piernas, con cuidado de no dañar su piel. Esto rompe las energías estancadas pues lleva sangre y fuerza vital a la superficie y las mueve a través del cuerpo. También infunde el cuerpo energético/espíritu con la medicina espiritual de la datura.

Dedalera (*Digitalis* spp.)

La dedalera parece ser una de las plantas venenosas más caprichosas; se asocia con las hadas y el otro mundo, pero, como todos sabemos, las hadas no son los espíritus inocentes que vemos en las fotografías de la era victoriana. La dedalera es una potente medicina para el corazón, en términos tanto químicos como energéticos. Sus poderosos efectos en el corazón la convierten tanto en una medicina que salva vidas como en un veneno mortal.

La dedalera es ideal para los empáticos. Ayuda a la recuperación del agotamiento y evita que vuelva a ocurrir al enseñarle al corazón cómo controlar lo que transmite y recibe. Cuando el corazón está abierto, atraemos abundancia y fluimos en armonía con el mundo que nos rodea. La dedalera no solo ayuda a abrir y sanar el corazón, también equilibra el flujo de energía. Es una de mis plantas aliadas favoritas para ayudar con todos los asuntos del corazón, incluso el corazón roto, el trauma emocional, el amor propio y más.

Trabajo con la dedalera

Preparar una esencia floral o herbal con la dedalera es una poderosa manera de conectar con el espíritu de la planta; las esencias florales pueden ser ingeridas y aplicadas a la piel con seguridad. Aplícate esencia floral de dedalera en el pecho para trabajar con el centro del corazón. También puedes aplicar flores frescas en esa área.

La dedalera es cultivada como flor ornamental por sus impresionantes tallos de flores con forma de campana. Intenta cultivarla en tu propio huerto; es una manera efectiva de conectar con su espíritu y trabajar con sus energías curativas.

☠ Precaución ☠

La dedalera contiene digitoxina mortal y no debe ser ingerida. Se debe tener precaución al manipular material herbal fresco para evitar potenciales irritaciones y absorción transdérmica de glicósidos, que pueden ser peligrosos para el corazón.

Dedalera de zorro:
Coraje y fortaleza para guerreros heridos

Los espíritus de las plantas aparecen de las maneras más interesantes e inesperadas. ¡La dedalera me ha sorprendido recientemente de formas que nunca olvidaré!

Siempre he considerado que la dedalera es el jovial espíritu de hada del huerto de los venenos. Nunca fue una planta aliada con la que me sintiera atraído a trabajar a un nivel más profundo, aunque utilizaba su esencia floral por sus efectos de apertura del corazón y curativos. En retrospectiva, puedo ver que la dedalera ha estado conmigo todo el tiempo. Fue una de las primeras plantas que encontré en mi huerto local y me siguió tras bambalinas durante mis viajes a través del Reino Unido.

La dedalera se coló a mi mundo después de una ceremonia particularmente intensa con plantas medicinales y luego de un dramático cambio interior. Yo había elegido un par de plantas de dedalera en flor de un centro de jardinería. Planeaba regalárselas a una de mis amigas brujas herbolarias y las tuve en mi casa durante algunos días. Cuando fui a entregarlas a la casa de mi amiga, una de las plantas me envió un claro mensaje de que tenía que quedarse conmigo porque yo necesitaba su apoyo y que me ayudaría a superar lo que estaba sucediéndome.

En febrero de 2023 falleció mi padre biológico de manera inesperada. No teníamos una gran relación; su muerte me afectó de formas que no esperaba y abrió la puerta a muchas cosas que nunca tuve oportunidad de cerrar en mi vida y finalmente dejarlas atrás. Además de eso, yo había iniciado el proceso de rehabilitación de kratom, al que me volví adicto por accidente dos años atrás. El kratom, o Mitragyna speciosa, es una planta que produce efectos similares a los analgésicos opioides, a los que yo ya tenía predisposición para la adicción, pero los había dejado durante dos años antes de probar el kratom. También experimentaba mucha ira y sentimientos de abandono porque mi hermana, quien vivía conmigo en aquel tiempo, estaba por mudarse a Ecuador. Para resumir la historia, mi corazón había sido despedazado y yo ya no tenía la ayuda del kratom, que había adormecido el dolor. La ceremonia de medicina herbal coincidió con todas estas otras cosas que estaban ocurriendo y yo estaba dispuesto a vivir un largo periodo de integración y sanación.

Mantuve la planta de dedalina junto a mi cama durante todo su proceso de floración. Dormía junto a ella cada noche y ella estuvo allí, como guardiana silenciosa para el proceso de integración. Cuando la planta terminó de florecer, yo me sentí listo para trasplantarla y me sorprendí al darme cuenta de todo el apoyo que me había brindado. En verdad es una planta para el guerrero herido y una de las más poderosas medicinas para el corazón que he experimentado. El simple hecho de estar junto a ella durante esa turbulenta época me ayudó a reafirmar mi conexión con la tierra y me tranquilizó; nunca antes había sentido tanta empatía o apoyo de una planta aliada. Ella me cuidó de la misma manera que yo la regué y la cuidé.

Realicé una segunda ceremonia de medicina herbal con mi hermana y coloqué la dedalera junto al altar. Hice varias ofrendas a la planta y quemé incienso en su honor; después me senté a su lado y acaricié sus hojas con gentileza. La suave y vellosa sensación fue reconfortante a nivel físico y energético, como abrazar un oso de peluche. Para mí, la experiencia *fue una prueba de que, a pesar de ser un veneno mortal, el espíritu de la planta es amistoso y está dispuesto a ayudarnos, especialmente durante tiempos difíciles.*

Después de la ceremonia trasplanté la dedalera a un lugar especial en el cementerio que frecuento. A menudo regreso a ese sitio. Por siempre llevaré conmigo el espíritu de esta dedalera como espíritu herbal aliado, sin olvidar jamás su fortaleza y apoyo. Evoca un recuerdo de guerreros de pie, juntos en la batalla y muriendo unos por otros. Después de tener esta experiencia con la dedalera, siento que tengo una mejor comprensión de su medicina espiritual y continuaré explorando sus mensajes.

Eléboro negro (*Helleborus niger*)

El eléboro es otra de las clásicas hierbas en la brujería. Fue utilizado por los antiguos griegos como cura para la locura y se asociaba con el frenesí de demencia de Dionisio y sus ménades (la locura que esta planta curaba solía ser la "histeria femenina"). Un extracto de eléboro era utilizado en pequeñas dosis en la medicina antigua para tratar afliccciones mentales y emocionales.

Como uno de los miembros más venenosos de la familia de las ranunculáceas, el eléboro fue utilizado como arma asesina en la Edad Media; por tanto, tenía una reputación maléfica. Se le conocía por su uso en la magia ceremonial y la necromancia.

El eléboro se conecta con Lilith, Medusa, los súcubos y otras figuras femeninas monstruosas. Se puede utilizar en bolsitas de amuletos para detener las calumnias y los chismes por sus efectos asfixiantes. También se dice que la planta tiene la cualidad vampírica de drenar energía. Considero que el eléboro es muy útil para trabajos daimónicos.

☠ Precaución ☠

Por ser extremadamente venenoso, el eléboro nunca debe ser ingerido.

Espinazo del Diablo
(*Kalanchoe daigremontiana*)

- Suculenta nativa de Madagascar.
- Cultivada como planta ornamental; se ha establecido en áreas silvestres de Florida.
- Prolifera de manera voluminosa; también se le conoce como aranto o "madre de miles".
- Se conecta con Lilith como la madre de legiones de demonios.
- Las raíces aéreas pueden producir nuevos brotes, semillas (16,000 por fruto) y plántulas que crecen en los extremos de sus hojas.
- Es tóxica para gatos y perros.
- Ofrece propiedades medicinales para salud oral, prevención del cáncer y tratamiento de úlceras.
- Simboliza resiliencia, renacimiento y continuación ante la adversidad.

Hierba de la vida (*Heimia salicifolia*)

También conocida por su nombre azteca, *sinicuichi*, la hierba de la vida es nativa de Centroamérica y el área circundante. Tradicionalmente se prepara como té fermentado que se elabora bajo el sol y se deja reposar durante 24 horas. Se dice que este té ayuda al trance y la adivinación, y especialmente a la conexión con los ancestros y lo divino. Tiene la peculiar capacidad de ayudarnos a mirar hacia el pasado para encontrar sabiduría ancestral. Lo interesante es que la hierba de la vida tiene propiedades anticolinérgicas que comparte con los alcaloides de tropano presentes en las solanáceas. No obstante, a diferencia de ellas, la *Heimia salicifolia* no es venenosa, lo cual nos permite explorar los mismos estados de consciencia inducidos por las solanáceas, pero con más seguridad. Nunca recomendaría beber un té hecho con belladona, datura o beleño, pero se supone que la hierba de la vida debe beberse como té.

Perejil (*Petroselinum crispum*)*

- Se usaba como corona en la Grecia antigua durante los juegos y los banquetes; se pensaba que estimulaba el apetito.
- Usado como hierba funeraria en el mundo antiguo para decorar tumbas y colocarlo sobre los cadáveres. Esa asociación con la muerte dio al perejil un significado ominoso.
- "Tener necesidad de perejil" significaba estar a punto de morir.
- Dificultad para crecer desde la semilla porque "el Diablo toma su diezmo de él".
- Trasplantar perejil se considera de mala suerte, lo cual ofende al espíritu que cuida la tierra donde crece la planta.

Pincel del Diablo/Vellosilla (*Hieracium aurantiacum*)

Los brillantes capullos amarillos y anaranjados de esta planta son como dientes de león. Introducida desde Europa, la planta proliferó con rapidez en Norteamérica. Se le llama pincel del Diablo por su prolífico crecimiento que cubre campos y praderas en franjas de color, al tiempo que frustra los esfuerzos de cultivo de los campesinos. Es un ejemplo perfecto de planta atribuida al Diablo porque es invasiva y enemiga de los agricultores. El pincel del Diablo es difícil de matar; cortar un tallo causará que dos o más crezcan del rizoma. Esta salvaje flor literalmente se expande como el fuego.

Puede ayudarnos a aprender a dominar la adversidad, a esparcir nuestra influencia y a progresar frente a la derrota. La vellosilla, de acuerdo con Maud Grieve, tiene propiedades sudoríficas, expectorantes y tónicas. Es amarga y contiene flavonoides y pigmentos (Grieve 1931).

---

*Nota: Consulta la página 153 en mi libro anterior, *Herbolario de la senda de los venenos* (2021), para conocer más información sobre el perejil.

Plinio la llamaba "hierba de halcón" porque creía que los halcones la comían para mejorar su visión. Podemos recurrir a esta planta solar para ayudarnos a iluminar lo que no es visto y para obtener una perspectiva de ojo de pájaro sobre una situación. Es una planta de iluminación y expansión; podemos trabajar con ella en meditación y rituales para abrir la corona y el tercer ojo, trayendo luz a todo nuestro sistema energético.

Pipa fantasma (*Monotropa uniflora*)

Otros nombres: planta fantasma, pipa india.

La pipa fantasma es una de las más interesantes y mágicas plantas de los bosques templados de Norteamérica, el norte de Sudamérica y Asia. A primera vista, esta cerosa y pálida habitante del bosque parece más un hongo que una planta. La pipa fantasma no es un hongo, pero tiene una cercana relación con los hongos. La planta solo tiene un tallo y una flor con forma de campana, de lo cual se deriva su nombre, *uniflora* o flor única. Su fantasmal y pálido color se atribuye al hecho de que la planta no es fotosintética y obtiene sus nutrientes de las redes de hongos del suelo del bosque.

Al mirar la semejanza de la pipa fantasma con el cerebro y la columna vertebral humanos nos revela sus usos medicinales a través de la *Doctrina de las signaturas*, la cual nos brinda información acerca de los usos medicinales y mágicos de una planta, así como sus asociaciones elementales y planetarias, con base en la correspondencia de sus atributos físicos. Esta semejanza nos indica que la planta trabaja en el sistema nervioso central y actúa como un tónico para los nervios. Es valorada por su eficacia para el tratamiento de trastornos del sistema nervioso, incluso manejo del dolor, convulsiones, espasmos musculares y migrañas; alivia el dolor al actuar como adaptógeno, lo cual permite que nuestro cuerpo responda de manera distinta y así incremente su capacidad para soportar el dolor.

La pipa fantasma fue utilizada por varios pueblos indígenas de Norteamérica por sus beneficios medicinales. La planta florece en bosques caducifolios en toda la región, pero es rara; por tanto, es importante que apliquemos prácticas de cosecha sustentable al recolectarla. También podemos trabajar con la pipa fantasma como espíritu herbal aliado y emplear métodos energéticos indirectos para trabajar con sus propiedades curativas, incluso en la creación de esencias herbales, para así no tener que cosechar la planta. La pipa fantasma es una poderosa esencia herbal para la integración posterior a la curación.

Ruda siria (*Peganum harmala*)*

Otros nombres: harmel, alharma.

La ruda siria prospera en climas desérticos y es difícil de cultivar. Sus semillas grisáceas-negras y triangulares se usan en rituales por sus efectos enteogénicos. Algunas personas creen que la ruda siria puede ser la planta que Dioscórides llamaaba *moly*. La planta aparece en la Persia prezoroastriana, en el culto de Mitra. En una ocasión se la llamó "planta de Bes", una arcaica deidad apotropaica.

El harmel ha sido reverenciado como apotropaico, quebrantador de hechizos y panacea mágica y medicinal desde tiempos antiguos. Se dice que es capaz de romper el poder de los hechizos y también de los encantamientos de los *djinn*, de alejar todo el mal y a los espíritus malignos. El humo se inhalaba para romper la influencia de un hechizo.

La ruda siria también ha sido utilizada en adivinación chamánica para conectar con espíritus de la naturaleza "parecidos a hadas". Las semillas tienen efectos psicotrópicos, sedantes, narcóticos y de ligera a moderadamente visuales, similares al opio. Quemar las semillas secas como incienso es el método más común, aunque tradicionalmente también eran tostadas, pulverizadas y fumadas. Además, se aspiraban como rapé para ayudar a aclarar la mente, y se preparaban en infusión, llamada vino de harmel, de fuertes efectos intoxicantes.

La ruda siria tiene efectos eufóricos y extáticos, y ha sido usada como afrodisíaco. También ha sido descrita como onirogénica, lo que significa que mejora los sueños. Sus efectos psicoactivos se deben, en gran medida, a la presencia de harmina y harmalina. Estos alcaloides de harmala son primordialmente

---

*Nota: Consulta la página 184 de mi libro anterior, *Herbolario de la senda de los venenos*, para conocer más información sobre la ruda siria.

inhibidores de monoaminooxidasa (MAO). La MAO es una enzima responsable de catalizar la degradación de ciertos neurotransmisores; los inhibidores de MAO hacen más lento este proceso. Como resultado, los alcaloides de harmala, como la harmina y la harmalina, pueden utilizarse para prolongar los efectos de compuestos como N,N-DMT, facilitando las visiones . Entre tres y cuatro gramos de ruda siria, o una cucharadita de semillas pulverizadas, son efectivos para activar la DMT.

Precaución: debido a sus efectos inhibidores de MAO, la ruda siria puede tener interacciones peligrosas con otras plantas y otros medicamentos. No debe consumirse en combinación con otros inhibidores de MAO o inhibidores selectivos de recaptación de serotonina (ISRS). Las personas que toman antidepresivos, antipsicóticos, ansiolíticos, medicamentos para el sueño o para la presión arterial y personas lactantes o embarazadas deben evitar la ruda siria.

Saúco (*Sambucus* spp.)

El saúco es otra hierba nociva que tiene una reputación oscura y funesta. Se cree que es de mala suerte, un presagio adverso y hogar de espíritus y brujas. En el folklore europeo existían muchos tabúes y supersticiones alrededor del saúco, todos enfocados en evitar su maleficio y en hacer peticiones a sus espíritus. En algunas tradiciones se dice que el saúco es una puerta hacia el otro mundo. En el norte de Europa, el saúco *(hyll)* era considerado protector de fincas, preservando la armonía entre las parejas casadas; un interesante contraste con sus asociaciones más siniestras (Frisvold 2021, 248).

Buscar la ayuda del saúco durante el trabajo de sombra es como pedir el consejo de un viejo sabio. El saúco te hará resolverlo por ti mismo, pero asegúrate de permanecer en la vía correcta. Puede conferir inmunidad, fortaleza y protección, tanto espiritual como física. Puede usarse como apoyo durante etapas de máximo estrés y agitación para permanecer en equilibrio y en contacto con la tierra.

Trabajo con el saúco

Existen muchas fórmulas fáciles de encontrar que contienen saúco para obtener salud y bienestar en general. Podemos trabajar con la flor de saúco para conectar con espíritus del mundo superior para lograr purificación y eliminar energías de baja vibración. También podemos trabajar con el saúco para conectar con espíritus del inframundo, para obtener conocimientos y conexión con la tierra. Combina las dos prácticas para balancear las energías celestial y ctónica. Busca un árbol de saúco que crezca en la naturaleza y hazle ofrendas regulares o anuda trozos de tela a sus ramas para transferirle enfermedades.

Las semillas, los tallos, las hojas y las raíces de la planta contienen glucósidos cianogénicos, los cuales pueden ser venenosos en grandes cantidades y causan una acumulación de cianuro en el cuerpo a través del tiempo. Por lo regular, estos compuestos se destruyen cuando la hierba es hervida o deshidratada. Las bayas y las flores contienen cantidades mucho menores y suelen usarse en preparaciones medicinales, como el jarabe de saúco y el licor de flor de saúco.

Tomate (*Solanum lycopersicum*)

- Clasificado como solanácea venenosa.
- Sus semillas fueron trasladadas a Europa desde Centroamérica por exploradores; fue parte de la dieta azteca desde el año 700 de la era actual.
- Temido en Europa por considerarse venenoso, para convertirse después en uno de nuestros alimentos más populares. Se le creía responsable de las muertes de ciertas familias aristócratas, pero en realidad fue el alto contenido de plomo de las vajillas de peltre lo que las causó. La acidez de los tomates absorbía el plomo de los platos y causaba la muerte por envenenamiento. Sin embargo, esto no se comprendió sino hasta mucho tiempo después, lo cual llevó a la gente a creer que el tomate era un veneno peligroso. ¡Ahora le ponemos salsa de tomate a todo!
- También se creía que los gusanos del tomate eran venenosos y contagiaban su toxicidad al fruto.

Zarzas (*Rubus* spp.)

Zarzas de todo tipo crecen en matorrales intrincadamente tejidos en los límites de los bosques, los campos, los senderos y las carreteras alrededor del mundo. Son plantas de seto que ocupan el espacio liminal de la frontera entre lo cultivado y lo silvestre. Representan el umbral hacia la naturaleza salvaje, donde toda clase de espíritus y bestias vagan en libertad. En muchos lugares, las zarzas se asocian con el Diablo folclórico y se cree que están bajo su nefasta influencia. Han sido utilizadas de muchas maneras para sanación y magia de transferencia.

Las costumbres tradicionales dicen que no es recomendable recolectar zarzamoras después de cierta fecha en otoño, por lo general, a principios de octubre. En Irlanda se dice que la razón de esto es que las hadas, o *pooka*, ya han pasado sobre ellas y las han vuelto incomibles. En Escocia e Inglaterra se dice que, después de Michaelmas (30 de septiembre), el Diablo "las cubre con su manto" o "ha estado sobre ellas" (Watts 2007, 36). La precaución tiene sentido desde una perspectiva práctica dado que, después de la primera helada, las zarzamoras que aún están presentes en las ramas son insípidas y acuosas. En cualquier caso, la zarzamora mantiene su siniestra reputación.

Como es obvio, una zarza siempre será una buena aliada para los límites. Normalmente pensamos en los límites como una manera para mantener fuera las cosas no deseadas, pero las zarzas también nos preguntan qué es aquello a lo que renunciamos y que deberíamos conservar para nosotros. Ofrecen una capa adicional de protección para apartar las influencias indeseadas cuando nos sentimos vulnerables.

Tradicionalmente, el arco de zarza puede verse como una entrada al otro mundo. Nos ayuda a lograr avances y a cruzar umbrales en nuestro propio viaje y nos brinda defensa y apoyo.

El trabajo con las zarzas

Dado que la zarzamora y la frambuesa son bayas deliciosas y comestibles, existen numerosas maneras de trabajar con ellas. Las hojas son conocidas en la medicina herbal tradicional por sus propiedades astringentes y pueden prepararse como tés astringentes y también como lavados para la piel. Puedes cortar varas de zarzamora y atarlas como manojos para secarlos, después de lo cual puedes quemarlos para construir poderosos límites de protección/destierro. Las plantas en general nos ayudan a fortalecer nuestros límites físicos y energéticos y a aferrarnos a lo nuestro.

La hoja de frambuesa roja es un tónico uterino históricamente venerado que aún se utiliza en la actualidad para mejorar y proteger el útero durante el embarazo.

HONGOS: MENSAJEROS DEL INFRAMUNDO

Los hongos son los grandes intermediarios del mundo natural; entregan información acerca de los niveles del agua, los nutrientes del suelo y amenazas potenciales, desde los árboles hasta las plantas, a través de las redes miceliales bajo la tierra. El micólogo Paul Stamets comparó la red micelial con internet, por la manera como conecta a una multitud de usuarios distintos.

Las redes de hongos son como el sistema nervioso de un bosque, enviando mensajes para distintos procesos. Debido a esto, tienen una gran afinidad con nuestro propio sistema nervioso, ayudando a nuestro cuerpo y mente a mejorar las maneras de enviar, recibir y procesar información.

Los hongos ofrecen una poderosa medicina. Los hongos medicinales, como los chaga, *Cordyceps* y reishi, son valorados por sus efectos adaptogénicos que ayudan a la respuesta general del cuerpo al estrés, mediante el fortalecimiento de la comunicación entre los sistemas corporales y la creación de una sinergia armónica. Los hongos psicoactivos podrían ser considerados adaptógenos para nuestra mente y espíritu al ayudarnos a procesar, integrar y armonizar incontables problemas psico-espirituales.

Los hongos son criaturas del inframundo, pues pasan gran parte de su existencia bajo tierra, para luego surgir brevemente por aquí y por allá. Son organismos extraños y misteriosos que evocan temor y asombro en la raza humana.

Cuesco de lobo o de coyote/Bejín (*Lycoperdon perlatum*)

Es probable que reconozcas este hongo de la serie de televisión *The Witcher;* en un episodio, un mago lanza un hechizo y crea un montón de bejines que liberan un gas venenoso para sofocar al ejército que se aproxima. Los bejines no liberan gases venenosos en la vida real, pero su nombre en latín, *Lycoperdon,* significa "flatulencia de lobo".

Los bejines comunes no son venenosos y los más jóvenes son comestibles. Sin embargo, es imperativa su correcta identificación. Los bejines pueden parecerse a hongos jóvenes amanita, algunos de los cuales son tóxicos. El interior de los bejines es blanco y tiene una textura homogénea. El interior de los hongos amanita muestra el contorno de la futura seta adulta.

Los bejines son más comunes en Norteamérica y Europa, aunque también aparecen en otras partes del mundo. Algunos pueblos indígenas norteamericanos usaban las esporas secas de los bejines como vendajes para heridas, aprovechando sus propiedades antimicrobianas y su capacidad para detener hemorragias.

Estos hongos se reproducen al liberar nubes de esporas cuando se les oprime o se les mueve. Yo solía encontrar bejines y jugar con ellos cuando era niño. Son excelentes espíritus guardianes cuando son recolectados y colocados alrededor de una casa.

Falsa oronja/Amanita (*Amanita muscaria*)

Hongo enteogénico usado en ceremonias desde tiempos remotos. La amanita es un poderoso aliado en los viajes chamánicos. Nos ayuda a recordar nuestra conexión con el resto del universo e imparte coraje y poder personal a través de la transformación. El pueblo koriako de Siberia quizá sea mejor conocido por su uso chamánico de este hongo.

Como todos los hongos, la amanita asiste en la transmisión de información y puede ayudarnos a encontrar conocimiento en casi cualquier área. En la tradición nórdica, la amanita se asocia con Odín y con la inspiración y el conocimiento que obtuvo al colgarse del Árbol del Mundo.

En la magia, el espíritu de la falsa oronja es considerado un embaucador y mensajero del otro mundo. Las urracas y los cuervos tienen cualidades similares; podemos trabajar con la falsa oronja para conectar con esos espíritus y aprender sus lecciones. También podemos usar este hongo en rituales para conectar con ancestros, el yo pasado y la sabiduría inconsciente.

Se puede trabajar con la amanita de manera segura, siempre que la especie haya sido identificada correctamente. Puede agregarse a mezclas para fumar, ingerirse vía oral o añadirse a muchas otras preparaciones. El consumo de amanita en pequeñas dosis puede aportar muchos beneficios.

Precaución: algunas otras especies de *Amanita* son extremadamente venenosas, pero tienen notables diferencias con los sombreros rojo-anaranjados de la *A. muscaria*. Los dos hongos más letales del género son *Amanita phalloides* (hongo de la muerte) y *Amanita bisporigera* (ángel destructor).

Aplicaciones medicinales

La amanita tiene efectos antiinflamatorios, antiespasmódicos, afrodisíacos, muscarínicos, neuroprotectores y sedantes (o, por el contrario, estimulantes). Pueden variar dependiendo de la dosis y del perfil alcaloide.

El hongo se toma en microdosis para tratar numerosas enfermedades mentales y físicas, incluso trastornos neurológicos, ansiedad, insomnio, depresión y adicción. Se utiliza tradicionalmente en Siberia como tónico para el sistema nervioso y el agotamiento. Puede usarse tópicamente para aliviar el dolor (en especial la neuralgia), la ciática y el reumatismo. También puede usarse como antídoto para la mordedura de serpiente.

Componentes químicos

Los principales componentes activos de la amanita son el ácido iboténico y el muscimol, con cantidades rastreables de muscarina, así como acetilcolina, muscazona y muscarina. El ácido iboténico está presente en el material fresco del hongo, pero se convierte en muscimol cuando es deshidratado con calor. El ácido iboténico restante puede convertirse con la decocción del hongo deshidratado. El muscimol es considerado el componente psicoactivo, aunque el ácido iboténico también tiene aplicaciones.

Este ácido es responsable de las cualidades estimulantes del hongo. Promueve la atención, la motivación y el enfoque. Se dice que los antiguos guerreros nórdicos, conocidos como *bersekers,* usaban amanita para instigar su furia en la batalla; aunque algunas personas debaten este asunto, ese salvaje frenesí me suena a ácido iboténico. Es tóxico en dosis moderadas y puede causar náuseas y otros efectos incómodos asociados con los hongos psicodélicos.

El muscimol es responsable de los efectos calmantes, eufóricos y placenteros del hongo. Afecta los receptores GABA y el ciclo de la dopamina. Puede ser tóxico en dosis altas. El muscimol es un potente agonista de GABA tipo a (GABAA), el neurotransmisor inhibidor primario del sistema nervioso central. No debe combinarse con otros depresores de GABA, como las benzodiazepinas, los barbitúricos o el alcohol.

Extracto dual del hongo amanita

La amanita solo debe consumirse después de haber sido deshidratada **por completo**. Los hongos frescos contienen cantidades mayores de ácido iboténico, el cual puede causar molestias estomacales mayores al consumirse; por tanto, es importante que la *Amanita muscaria* esté completamente seca antes de consumirla o usarla en cualquier fórmula. Esto se puede lograr a través de numerosos métodos; no obstante, también puede adquirirse amanita predeshidratada de proveedores confiables. Como ya mencioné, el secado de los hongos convierte el ácido iboténico en muscimol y eso es lo que queremos.

Los hongos deben ser limpiados antes de deshidratarlos; hay que tallarlos suavemente con un cepillo para hongos o toallas de papel para retirar cualquier suciedad o residuos. La manera más tradicional de deshidratar hongos amanita es mediante el secado al aire. Esto se ha logrado de varias formas a lo largo de la historia. La manera más fácil de secar los hongos frescos al aire es colocar los sombreros frescos en un estante de secado, sobre una capa de toallas de papel o cartón. La desventaja del secado al aire es que es un proceso lento y existe una alta probabilidad de que los hongos se pudran. El secado al aire se logra mejor en un espacio cálido y seco. Si la humedad es muy alta, los hongos no se secarán adecuadamente. Además, puedes poner un ventilador sobre los hongos para ayudar a circular el aire y acelerar el proceso. También es útil voltear los hongos con frecuencia para asegurar que se sequen por todos lados, así como para evitar que se toquen entre sí y se encimen unos sobre otros.

Es probable que el uso de un deshidratador para alimentos sea la manera más sencilla de secar sombreros de hongos amanita, pero es más costoso al inicio. El deshidratador de alimentos asegurará que todos los hongos se sequen de forma pareja y completa, sin pudrirse. El deshidratador puede ajustarse a una temperatura específica y asegurará que no exista humedad.

La otra opción sería secar los sombreros en el horno, pero es importante mantener la temperatura baja y revisarlos con frecuencia, para evitar la sobrecocción. Es útil dejar reposar los hongos frescos a la intemperie durante un par de horas después de la cosecha, para que pierdan algo de su humedad de manera natural. Para secarlos en el horno, coloca una capa pareja de hongos amanita sobre una bandeja para hornear, cubierta con papel para horno. Coloca la bandeja en el horno y deja la puerta un poco abierta para que la humedad pueda escapar. Los tiempos de secado pueden variar y es importante asegurarte de que todos los hongos estén **completamente** secos. Tendrán la consistencia de una papa frita gruesa cuando lo estén. La temperatura del horno depende de una variedad de factores, incluso el tipo de horno, el tamaño de los hongos y la experiencia individual. En *Microdosing with Amanita muscaria* (2022), la autora y experta en amanita Baba Masha sugiere una temperatura de 109 a 131 grados Fahrenheit, mientras otros entusiastas de la amanita aconsejan una temperatura de 158 a 170 grados Fahrenheit. La Organización Mundial de la Salud señala que las bacterias mueren y no pueden reproducirse a temperaturas superiores a 149 grados Fahrenheit, mientras que el cannabis es típicamente descarboxilado en un horno a 225 grados Fahrenheit para obtener los cannabinoides solubles en aceite. Esta última es una temperatura demasiado alta para deshidratar hongos, pues el objetivo es lograr que la humedad se evapore y no cocer el hongo en sus propios jugos. Algunas personas prefieren un secado lento a baja temperatura, lo que puede tomar de cuatro a doce horas. Otras preferirán trabajar con una temperatura un poco más alta y vigilar de cerca el progreso de los hongos. Yo sugiero trabajar a temperaturas de 125 a 170 grados Fahrenheit y una temperatura máxima absoluta de 200 grados Fahrenheit (con la puerta del horno un poco abierta). La temperatura más baja de la mayoría de los hornos convencionales es 170 grados Fahrenheit, pero algunos tienen una configuración menor para "mantener el calor", la cual puedes utilizar. Mantener la puerta del horno un poco abierta no solo permite que la humedad escape; también impide que la temperatura sea demasiado alta.

Como todos los hongos que contienen múltiples compuestos con diferente solubilidad, la amanita debe ser sometida a doble extracción (extracción con agua y con alcohol) para obtener todo el beneficio de su medicina y convertir la máxima cantidad posible de alcaloides. Esta es la técnica que yo empleo para mis extractos de amanita, elaborados con una proporción 1:10.

Usaremos 50 gramos de *Amanita muscaria* seca, con un resultado final esperado de 500 ml de extracto.

Comenzaremos por cocer la amanita dos veces en agua destilada o de manantial. La llamamos "decocción" porque la coceremos durante más tiempo que el que usaríamos para preparar un té o infusión. En la decocción hervimos el líquido hasta que se reduzca para obtener un resultado más concentrado. En este caso, con cada decocción reduciremos el volumen de agua a la mitad.

Comienza con 50 gramos de amanita y 500 ml de agua.

Agrega 20 ml de vinagre de sidra de manzana. (El ácido impulsa el proceso de extracción/conversión al reducir el pH.)

Lleva a hervor, luego reduce el calor y hierve a fuego medio/alto hasta que el líquido se haya reducido a la mitad. Esta es la primera decocción.

Agrega 250 ml más de agua y hierve a fuego medio para que se reduzca otra vez. Esta es la segunda decocción.

Cuela los hongos del líquido. Reserva ambos.

Coloca a un lado la decocción de agua. Coloca los hongos cocidos en una olla.

Agrega 250 ml de vodka a los hongos en la olla. Calienta a fuego bajo hasta entibiar. (El alcohol se evapora rápido, así que solo lo calentamos para ayudar al proceso.)

Una vez que los hongos y el vodka estén calientes, transfiérelos a un frasco grande. Agrega el agua de decocción. Déjalos infusionar por 24 horas, luego cuélalos y embotella el extracto.

Puedes consumir el extracto internamente; comienza con pocas gotas en cada toma para conectar con el espíritu de la amanita y sentir su energía y efectos. Puedes tomarlas directamente bajo la lengua o con poca agua. Yo suelo comenzar con cinco gotas para obtener un efecto más energético y tomo dos o tres gotas adicionales para que el efecto sea más notable. El extracto también tiene aplicación tópica por sus propiedades de alivio del dolor. Observa el sabor del extracto, cómo se siente en tu boca y las sensaciones que surjan en tu cuerpo cuando lo recibas por primera vez. Los efectos varían de una persona a otra; los más comunes suelen ser los siguientes:

Efectos físicos: sedación, pesadez corporal, estimulación, sensaciones físicas, euforia física, relajación muscular, sudoración, pupilas contraídas, aumento de salivación, alivio del dolor.

Efectos visuales y sensoriales: mejoramiento del color, magnificación, visión doble, neblina visual, alucinaciones externas/internas, sinestesia, desconexión, disociación, euforia cognitiva, cambios en la libido, potenciación de sueños, empatía, mayor sentido de amor y sociabilidad, sentido de unidad e interconexión, autorrealización existencial, introspección.

Ceremonia de medicina herbal de amanita

Quise compartir esta historia porque la fitognosis es muy personal y difícil de expresar con palabras sin el contexto de la experiencia que la confiere. Debe ser experimentada. Las asociaciones espirituales y simbólicas que tenemos, aquellas a las que podemos recurrir para obtener fortaleza, suelen ser solo nuestras. También quise contar esta historia para dar a la gente una idea de cómo se ve una ceremonia de medicina herbal desde la perspectiva de un participante antes, durante y después del acto. Cada ceremonia tiene elementos personales únicos, como las adivinaciones, que dan más profundidad y sincronicidad a la experiencia. Lo que leerás a continuación son mis reflexiones personales.

Adivinación previa a la ceremonia

Antes de cualquier ceremonia de medicina herbal, me gusta hacer adivinaciones. Puede ser con runas, tarot, cartas de oráculo o una combinación de diferentes modalidades. El significado de la adivinación no siempre es inmediatamente aparente durante la ceremonia y suele tener un significado mucho más profundo después. Sin embargo, puede indicar diferentes energías, temas o espíritus que estarán presentes en la ceremonia. Puede utilizarse después del acto para conectar con lo que haya surgido en la ceremonia. Las siguientes son tres runas que fueron dibujadas antes del inicio de esta ceremonia (consulta la página 137).

"La ira es más fácil que la tristeza. La ira es una proyección externa de la tristeza y el dolor internos. Es más fácil atacar que sentir el dolor. Cada monstruo, cada demonio, es como un animal herido que necesita amor y compasión. El amor incondicional está allí, sin importar cuál sea el receptor".

Resumen de la ceremonia

Nota: los nombres han sido cambiados para proteger la privacidad de los demás practicantes.

Algo primitivo ha despertado en mi interior durante esta ceremonia. En poco tiempo he luchado muchas batallas que me han llevado a este punto. Tan pronto dije que haría la ceremonia, sentí que había accedido a su poder. Esta fue mi primera ceremonia grupal. Ya había hecho ceremonias de medicina herbal y desintoxicaciones a solas, pero esta vez fue diferente. Ni en un millón de años hubiera pensado que pasaría por esto otra vez, después de mi largo viaje de recuperación, y nunca pensé que sería una planta lo que me traería de regreso a este lugar. Más o menos dos años antes de esta ceremonia probé el kratom por primera vez. El kratom es una popular bebida recreacional que se sirve como té helado en todo el estado de Florida y se vende en forma de polvo seco alrededor del mundo. Proviene de las hojas de la planta Mitragyna speciosa, *un miembro de la familia del café. Parecía lo bastante inofensiva y, contra mi mejor juicio, comencé a beberla todos los días, hasta que comencé a necesitarla para funcionar. La abstinencia es horrible y te hace querer aislarte, pero me di cuenta de que necesitamos pasar por este proceso con el apoyo de otras personas.*

La ceremonia comenzó la semana previa con la típica dieta. La dieta te prepara para la ceremonia de medicina herbal en los días previos y esta consiste en evitar la carne, el azúcar, los alimentos no saludables, el alcohol y el sexo. Algunas personas eligen ayunar y se abstienen de otras cosas,

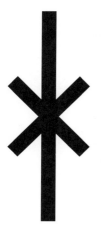 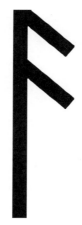 

Hagalaz: Granizo; una fuerza destructiva; confrontación objetiva de patrones pasados; crisis; rendición; aceptación; cambio radical; Ragnarok

Ansuz: Aliento de Odín; transmisión de inteligencia; inspiración; respuestas; comunión divina; *galdr* (hechizos hablados/cantados); traspaso de aliento a lo largo de la línea ancestral

Perthro: Las Nornas; destino; un buen augurio; simbólico de la copa de adivinación; compañerismo; también puede representar adicciones psicológicas o emocionales; percepción de *wyrd*

incluso ciertos tipos de música, para prepararse física, mental y espiritualmente para la ceremonia. Esto también ayuda a limpiar el cuerpo para que la medicina herbal pueda actuar con más efectividad. Nos limpiamos con humo, fuego, agua y con las plantas de la tierra. Bebimos tabaco líquido para purgarnos y abrir nuestros ojos y oídos para despejar nuestra visión. Nos pintamos los rostros unos a otros, algo que nunca me sentí digno de hacer. Participamos de la bebida negra comunal que comenzó a tejer nuestros espíritus y nuestras canciones en unicidad. El hidromiel, la rosa, la amanita y la datura fueron poderosos espíritus herbales maestros, junto con el Abuelo Tabaco. El aroma de la miel y de los hongos me llevará de regreso a ese lugar ancestral y primitivo para siempre.

Ahora, a pesar del tiempo transcurrido, me siento muy conectado con las personas que estuvieron allí. Todos los sanadores y demás participantes nos reunimos para este momento, después de miles de años, y nunca los olvidaré. Siento que he cambiado en muchos sentidos.

Luchamos por nuestra vida. Lloramos, gritamos, reímos y sanamos juntos, cada uno luchando por los demás.

Comienza Ragnarok

Después de una semana de clima templado de 70 a 80 grados Fahrenheit, la temperatura descendió. El día de la ceremonia hubo viento, lluvia y truenos en el cielo; señal de la presencia y bendición de Thor. La tormenta nunca fue muy intensa, pero siempre estuvo presente. Transitamos la noche en una yurta. La ceremonia fue oficiada por Patricia y Ryan y escuchamos música folclórica noruega. Tambores de guerra, cantos guturales, gritos de batalla y runas cantadas una y otra vez nos llevaron a un tiempo y lugar diferentes. La música y sus fluctuaciones entre música de guerra y hermosos cantos tuvieron una intensa influencia en la experiencia, demostrando la poderosa dinámica expresada a través de las fuerzas masculinas y femeninas que danzaron toda la noche. Creamos energía, la parimos y la enviamos al mundo. Movimos la energía a través y alrededor de nosotros en una poderosa cacofonía de canciones ancestrales, nuestros espíritus y nuestras voces elevándose desde la punta del techo hacia la noche. A través de la ventana del techo de la yurta, el oscuro cielo estuvo pintado de verde toda la noche.

Berserkir: *Amanita muscaria*

La fórmula de la amanita proporcionó una poderosa experiencia somática que tuvo lugar en gran parte del cuerpo y la mente. Olas de energía extática pulsaron a través de mí. Una sensación de calidez y excitación recorrió todo mi ser, transformándose en un poder primitivo abrumador que se manifestó de muchas maneras. Esto ocurrió en ciclos a lo largo de la noche, alternando entre el agotamiento emocional extático y el gruñido animal con siseos, escupitajos y el crujido de mis dientes. Esta fue, como he descrito, una experiencia intensa, una de las más poderosas y profundas de mi vida.

También fue una experiencia muy animalista para mí; sin duda, canalicé la fortaleza y el frenesí del berserker con los que se ha relacionado a la amanita. Por una parte, agravó mis "demonios"; por la otra, me dio una inmensa fortaleza. Fui allí cargando cosas por muchas personas y me frustré cuando mis propios monstruos parecieron bloquear mi camino. Ancestros vivos y muertos, seres amados que he conocido en esta vida y en otras, todos estaban allí conmigo. Ellos se me presentaron y me dijeron que tenía que luchar por mí mismo, de lo contrario no sería capaz de ayudar a la gente que debía. Siempre traté de proteger a la gente que amo, a menudo para mi propio perjuicio, y he tenido que expiar eso y pagar las deudas por la sanación que bloqueé por abusar de plantas aliadas y otras sustancias como mecanismos de afrontamiento. Una cosa es afrontar, pero yo crucé esa línea mucho tiempo atrás.

Venenos voladores y ansiedad social

Antes de la ceremonia, mi mayor ansiedad se centraba en el hecho de que sería una experiencia grupal, en un lugar nuevo con gente nueva, y yo no tenía a la mano mis mecanismos usuales de afrontamiento. Me despertaba todas las noches a las 3 o 4 de la mañana con mucha ansiedad.

Ahora me doy cuenta de cuán necesaria era la experiencia grupal. Alrededor de treinta minutos después de haber tomado la medicina herbal, sentí que el aire en mi interior cambiaba y eructé un fuerte gruñido. No hice ninguna purga (en términos de vómito) y me dijeron que Ryan se había purgado por mí al inicio, pero yo no lo sabía entonces. Mi purga parecía relacionarse más con el elemento del aire, lo cual tiene sentido porque fumo cigarrillos y cannabis. Creo que hice mucha purga con bostezos, respiraciones profundas, lágrimas y gruñidos.

Era como si hubiera dos tipos de criaturas luchando dentro de mí: un horrendo lobo y una especie de "serpientes de aire biomecánicas y alienígenas". Estaban en mi interior, pero de un modo extraño formaban parte del tejido de la realidad, como en la película Matrix. Nada bonito y nada agradable. Recuerdo que colapsé y que alguien detrás de mí, o varias personas, sacaron una de esas serpientes de aire de la parte inferior izquierda de mi espalda (yo había experimentado un extraño burbujeo e inflamación en esa área en los meses previos, lo cual había comenzado a ceder antes de la ceremonia).

Durante una etapa particularmente intensa de la ceremonia yo estaba de pie, al parecer sostenido solo por mi alma, y pude sentir que Patricia se acercaba por detrás y colocaba sus manos en mi espalda para mover la energía. El fuego que literalmente salía de las manos de Patricia era impresionante. Se sentía como carbones ardientes y pude percibirlos a través de las capas de mi ropa. Recuerdo fluctuar entre caliente y frío toda la noche.

Además de eso, o como sinónimo de eso, las extrañas cosas serpenteantes eran otra fuerza dentro de mí. Era algo que estuvo observando todo el tiempo, listo para atacar. Yo había sabido de su presencia desde que era niño. Me sentía peligroso y amenazante y quería destrozarlo todo. Recuerdo que Patricia le dijo a alguien atrás de mí que hiciera algo para "distraerme". Sentí que Ryan, Patricia y los otros sanadores estaban detrás de mí en ese momento, aunque yo no podía verlos.

Cuando ya estaba en el punto máximo de una explosión agresiva, Patricia se acercó a mí con un carrillón. Yo quedé en trance e hipnotizado por él. Era tan bello y tan delicado, y yo quería despedazarlo. Cuando miré la cara de Patricia, a mi izquierda, su pintura facial cambió de blanca a negra y dije: "Estás intentando distraerme". Ella se movió a mi lado derecho, mirándome a los ojos, tan hipnotizante como el carrillón, y respondió: "Oh, no, por el contrario, estoy intentando ayudarte".

Colgado del Árbol del Mundo

El cuestionario que tuvimos que llenar antes de la ceremonia contenía una variedad de preguntas; una de ellas preguntaba cuál de los siguientes personajes era yo: Odín, Thor o Loki. Yo elegí a Odín y creo que, al hacerlo voluntariamente, me enfrentaba a una noche de sacrificio en el Árbol del Mundo.

Recuerdo la presencia de Ryan, que se movía alrededor de la sala, acechando como un lobo. Sentí que se aproximaba a mí por detrás muchas veces, mientras la música sonaba, pero en un momento en particular sentí que trabajaba detrás de mí. Podía sentir su presencia masculina y su apoyo, lo que me dio fortaleza.

Recuerdo haber visto abundantes salpicaduras de sangre en mis manos, en las caras de la gente y más. Esta parece ser una alucinación visual común con Amanita muscaria, así que fue interesante que yo también la experimentara. El "lavado de heridas" que viví también fue un proceso poderoso.

Una infusión de abedul, un árbol conectado con la sanación, el renacimiento y la Diosa, fue utilizado para lavar y curar nuestras "heridas" física y energéticamente. Fue como ser nutrido después de una intensa batalla. Ser lavado con el agua de abedul fue una experiencia maravillosa y tranquilizó a la bestia interna. Yo quería acurrucarme en los brazos de Patricia. Me hizo llorar. Podía sentir siglos de dolor y trauma de guerreros del pasado y de mis ancestros. Esto nutrió mi alma y llegó hasta una parte de mí que no había sentido este tipo de amor directo desde la infancia (mi mamá dejó de bañarme hace mucho tiempo).

Valkirias en ascenso y el águila de sangre

El espíritu de valkiria desempeñó una función importante en mi noche. Mis alas fueron lavadas, renovadas y fortalecidas. Aún puedo sentirlas. Antes, en la ceremonia previa que hice en el solsticio de verano, mi hermana mencionó que mis alas lucían como las de una pequeña ave herida, que era exactamente como yo me sentía en ese momento. Ahora eran magníficas: unas alas de plumas negras de gárgola. Literalmente podía sentir que mis omóplatos se abrían y que las largas alas se expandían detrás de mí. Sentí que Patricia tendía sus brazos hacia mí y que levantaba mi cuerpo por la columna vertebral. Ella me sacó del campo de batalla y me dio una nueva opción entre los tres mundos. En muchas de las cosmologías del mundo, el universo está dividido en tres: superior, medio e inferior. Desde entonces siento dolor en mis hombros y espalda, pero también se sienten más abiertos que en muchos años. Me siento más alto.

Una de las ofrendas que yo llevé para el altar fue Atropa belladonna, *o belladona mortal, también conocida como solano furioso, belladama y baya de valkiria.*

Saqué una carta de tarot el día de la ceremonia, la carta del juicio, que representa a un ángel con las alas extendidas (una valkiria) que levanta a los muertos (guerreros) de sus tumbas (campos de batalla). Cuando saqué la carta no estuve seguro de su significado, pero ahora estaba clara la conexión simbólica.

- El juicio nos invita a levantarnos a un llamado superior, lo cual indica decisiones y experiencias que transforman la vida.
- Los juicios se manifiestan cuando llegamos a una etapa significativa en nuestro viaje.
- El juicio nos ayuda a encontrar consuelo en compartir nuestras luchas dentro de un grupo. Podemos permitir que los demás nos guíen y elevarnos juntos.

La siguiente experiencia me recordó la escena del "águila de sangre" del espectáculo Vikings. Literalmente sentí que mi espalda se abría y que mi caja torácica se volteaba hacia atrás, exponiendo mis pulmones. Durante toda la noche previa a la ceremonia, incluso después, sentía como si estuviera aprendiendo a respirar otra vez. Esta fue una especie de proceso de expiación por sobreproteger a otros, para mi propio perjuicio y el de ellos.

Llegué a esa ceremonia cargando a muchas otras personas, sus plegarias, su amor, su dolor, y me di cuenta de que luchar por mí es luchar por ellos. Solo seré capaz de ayudar a las personas que necesito ayudar mediante la conquista de mis demonios. Recuerdo ver mis manos y observarlas transformarse en las manos de muchos ancestros.

Toda la noche fue como un proceso de nacimiento, con tanta energía femenina que en momentos era incómoda y abrumadora. Sentí que todos estábamos luchando unos por otros, así como por nosotros mismos; la fortaleza de todos era compartida. Era interesante ver el contraste entre nuestras experiencias individuales y nuestra experiencia colectiva compartida. Me descubrí sintiéndome protector y resguardando la puerta; recordé momentos de mi infancia cuando las puertas podían ser peligrosas y los ruidos de las otras habitaciones significaban algo malo. La experiencia de dormir en grupo y de seguridad colectiva provocó una sensación de tranquilidad; por fin fui capaz de bajar la guardia al final de la noche.

Fue una experiencia intensa de cultura de guerreros. Fue difícil y dolorosa en algunos momentos, pero tras haberla vivido me siento más fuerte que nunca: el berseker y la valkiria en uno solo. He estado procesando y reviviendo la experiencia una y otra vez desde que la ceremonia terminó. Ahora veo que este es solo el principio de algo completamente nuevo.

HIERBAS CURATIVAS EN LA SENDA DE LOS VENENOS

Por obvias razones, gran parte de la discusión sobre la senda de los venenos se enfoca en las plantas venenosas; sin embargo, muchas hierbas curativas y tónicas pueden ser benéficas como parte de esta práctica. Como en todas las cosas el equilibrio es la clave, y si queremos trabajar regularmente con plantas siniestras debemos equilibrar ese trabajo con sus contrapartes curativas. Como ya hemos señalado, las plantas venenosas sí curan, pero lo hacen de manera distinta y su energía es fuerte. Crean cambios rápidos y dramáticos, pero son demasiado peligrosas como para utilizarlas durante largos periodos. Las hierbas tónicas pueden tener un efecto igual de dramático, pero trabajan de manera más lenta y acumulativa con el paso del tiempo.

El trabajo con plantas siniestras en la práctica mágica viene con su propio conjunto de obstáculos y potencial para el desastre. Más allá del riesgo obvio de envenenarse uno mismo, existen otras maneras en que la exposición a estas fuerzas puede tener su costo. Es importante comprender los riesgos implicados antes de trabajar con cualquier hierba para fines tanto medicinales como mágicos. Si comprendemos el potencial de los efectos secundarios, interacciones y toxicidad, podemos tomar precauciones para mitigar estos factores y asociarnos con otras plantas aliadas para minimizar efectos no deseados.

Las plantas venenosas y psicoactivas pueden abrirnos a fuerzas primitivas y a veces ambivalentes, es por ello que siempre es importante trabajar con esas plantas en una situación ritual, con una intención clara y límites definidos. No respetar estos límites y trabajar con esas plantas de manera recreacional, una vez que has entrado en una relación espiritual con ellas, puede causar problemas.

La senda de los venenos es el hogar de plantas que producen muerte chamánica (y a veces real), hierbas usadas en el trabajo de sombra para despertar nuestras partes dormidas y plantas que existen más en la tierra de los muertos que en la tierra de los vivos. Nuestras experiencias con estas plantas aliadas son, a menudo, muy poderosas, a veces traumáticas y, al final, catárticas si se procesan de manera adecuada. No obstante, si se dejan sin procesar, estas experiencias pueden generar trastornos mentales y espirituales.

Así como quienes trabajan con los muertos deben practicar rituales frecuentes de limpieza y protección, los practicantes de la senda de los venenos deben observar ciertos rituales de limpieza y trabajar con hierbas curativas para mantener su salud espiritual y física. Pasar mucho tiempo en la tierra de los muertos deja su marca en una persona y lo mismo sucede cuando se pasa demasiado tiempo en el huerto de los venenos.

Cuando nos sumergimos muy profundamente en el trabajo de la senda de los venenos, los riesgos potenciales son múltiples: locura temporal, trastornos mentales, paranoia, melancolía, adicción (dependiendo de la planta) y retiro de la vida normal. Si bien el trabajo con las plantas siniestras nos abre espiritual y físicamente, también nos vuelve susceptibles a ataques psíquicos y a parásitos energéticos. Cuando trabajamos con plantas nocivas, llevamos su energía a nuestro entorno inmediato. Esta intersección entre un ser vivo y una planta de la muerte (simbólica o de otro tipo) crea una puerta que nos permite acceder a fuerzas y experiencias numinosas.

Podemos equilibrar algunas de las cualidades de las hierbas siniestras y sus efectos posteriores mediante la incorporación de hierbas que aclaran la mente, elevan el espíritu y calman el alma. Un nutritivo té preparado con hierbas curativas y calmantes puede brindar alivio después de una larga noche con un aliado nocivo. Aquí presento algunas hierbas curativas que me gusta usar.

Cacao (*Theobroma cacao*)

El cacao ha sido utilizado durante siglos por los pueblos indígenas de Centro y Sudamérica con propósitos ceremoniales. Es considerado un superalimento y es rico en minerales importantes, tales como magnesio, cobre, calcio, hierro y azufre, además de ser una fuente de antioxidantes. Ayuda a dar soporte a la función inmunitaria, a bajar el colesterol y la presión arterial y apoya la salud cerebral. Incrementa el flujo sanguíneo al cerebro y confiere una sensación de paz y euforia. Este estado elevado ayuda en la sanación del corazón al causar un sentido de seguridad para que dicha sanación tenga lugar. El cacao motiva la liberación de endorfinas y dopamina, así como de dos neurotransmisores clave: feniletilamina (la molécula del amor) y anandamida (el químico del placer).

Combinados, tales efectos confieren una sensación de conexión, llevándonos hasta el centro de nuestro corazón y conectándonos con quienes nos rodean.

Al acceder a este estado divino de amor propio, somos capaces de liberarnos de temores, ansiedades y traumas. El cacao ayuda a nutrir el cuerpo, la mente y el alma y es un excelente aliado de apoyo para periodos intensos de sanación e integración. Es considerado un alimento de los dioses y, cuando participamos en ceremonias de cacao, nos conectamos con ellos. Es alimenticio, nutritivo y curativo y puede ayudarnos a revivir después del agotamiento energético.

Cálamo aromático/Ácoro dulce (*Acorus calamus*)

El cálamo es una poderosa hierba por derecho propio. Este junco crece cerca de cuerpos de agua y su fragante raíz ha sido utilizada en preparaciones medicinales para atender una amplia variedad de síntomas, como neuralgia, asma, bronquitis, pérdida de cabello y otros. También estimula el sistema digestivo y fortalece el cuerpo.

La raíz de cálamo se utiliza en la medicina tradicional china para balancear los sistemas energéticos. Es especialmente benéfica para los riñones y el hígado al proveerles protección adicional. Lo anterior, combinado con la capacidad del cálamo de aportar claridad y fortaleza a la mente, lo convierten en un socio útil para la desintoxicación.

La *vacha*, como también se le conoce, es una hierba importante en la medicina ayurvédica y se emplea para tratar una variedad de afecciones, desde trastornos neurológicos hasta problemas respiratorios y enfermedades hepáticas. En la tradición *hoodoo*, la raíz del cálamo es una raíz de dominio, utilizada en fórmulas para obligar a adquirir dominio sobre personas y situaciones. Este uso puede derivarse de la manera como los pueblos indígenas de Norteamérica lo usaban para aportar estimulación, poder y fortaleza, tanto para el cuerpo como para el espíritu.

Melisa/Toronjil (*Melissa officinalis*)

Como hierba tónica con propiedades versátiles, la melisa tiene gran valor en la alquimia herbal, lo que la conecta con la *prima materia*. La *Primum Ens Melissa*, una preparación con melisa, es una de las primeras y más importantes preparaciones alquímicas. El nombre del género, *Melissa*, responde al término en latín "abejas", insectos que adoran esta planta, y significa la conexión de la planta con el poder transmutativo de las abejas. La melisa es un tónico relajante que tranquiliza los nervios y ayuda a calmar la irritabilidad y el nerviosismo. Puede prepararse como infusión y beberse como té o agregarse a mezclas para fumar por sus suaves efectos. Ayuda a suavizar la aspereza de algunas de las más agresivas y feroces plantas aliadas, como el tabaco y la datura.

Primum Ens Melissa

La melisa (*Melissa officinalis*) es una de las más importantes hierbas alquímicas. Puede tomarse como tónico para revitalizar el cuerpo y el espíritu, aportando sanación en todos los niveles. Preparé una tintura de melisa y la combiné con una tintura de *Atropa belladonna* al 50:50, llevando el concentrado de tintura de *Atropa belladonna* a 1:20. La melisa es un verdadero bálsamo, pues equilibra algunas de las cualidades más ásperas de la belladona. Al combinar ambas logramos una poderosa fórmula sinérgica.

Este tipo de fórmula puede tomarse en microdosis, en un escenario ritual y con una clara intención en mente. La dosis queda a tu discreción; yo recomiendo comenzar con una a tres gotas disueltas en agua o debajo de la lengua. (Puedes aplicar la dosis tópicamente, como lo harías con un ungüento volador.) Si comienzas a sentir sequedad en la garganta, es señal de que está funcionando. No tomes más y observa cómo te sientes.

Como infusión o tintura, puede tomarse dos veces al día para ayudar con ataques de pánico, inquietud y ansiedad. Combina bien con valeriana y mentas, como la menta piperita y la hierbabuena.

La melisa no es solo una medicina física sino también espiritual. Brinda luz y sanación a todo el sistema. Ha sido utilizada para ahuyentar espíritus malignos y para promover un sueño reposado y sin pesadillas. Puede ser un buen aliado cuando procesamos experiencias catárticas y atravesamos una intensa curación emocional. Puede calmar el corazón después de un rompimiento romántico u otra pérdida emocional.

Rosa (*Rosa* spp.)

La rosa puede considerarse un símbolo de la senda de los venenos, tal como la belladona. También es un símbolo común del amor y la belleza, que oculta un aspecto más oscuro protegido por espinas capaces de perforar y desgarrar la carne. La rosa nos ayuda a descubrir lo que está oculto en nuestro interior o a protegernos detrás de una barrera de espinas. La rosa es una poderosa medicina para el corazón porque cura, abre y estimula su centro con gentileza, facilitando el amor propio, y nos abre a la posibilidad de recibir el amor de los demás. La rosa ayuda a que el corazón se sienta seguro, confiado y nutrido, lo cual es necesario para la integración de la sanación.

La rosa es una de mis plantas favoritas para trabajar en medicina y magia. Tiene propiedades malévolas y benéficas. Las suaves y fragantes flores son tranquilizantes y calmantes, además de tener efectos tonificantes y astringentes en la piel. La rosa nos ayuda a fortalecer nuestros límites, al tiempo que mantiene nuestro corazón abierto. A menudo trabajamos con hierbas nocivas para procesar algún tipo de trauma o desamor. La rosa está más que dispuesta a mantenerse a nuestro lado y ofrecernos apoyo durante esa etapa. Tiene propiedades de nervina al calmar los nervios y elevar el estado de ánimo. También ayuda a aliviar la depresión.

Trabajar con la rosa, después de intensas sesiones de sanación y trabajo ritual, es una gran manera de fortalecer y nutrir el corazón. Podemos llevar la energía amorosa de esta planta a nuestro cuerpo al agregar pétalos de rosa a un baño, al usar aceite o hidrosol de rosa en nuestro régimen de belleza o al visitar un jardín de rosas. También podemos preparar la rosa como té, agregarla a una mezcla para fumar o hacer una infusión para lavarnos la cara. La fragancia misma de la rosa tiene efectos benéficos, aunque no a toda la gente le gusta.

La rosa ofrece fuerte apoyo y protección cuando estamos demasiado débiles para defendernos, pero también nos muestra un lado gentil y nutritivo cuando es necesario. Es relajante y ligeramente sedante, antiinflamatoria y un buen tónico para el corazón.

Los escaramujos, frutos del rosal, son ricos en nutrientes y antioxidantes que combaten enfermedades. Son firmes y restauradores; como la rosa misma, los escaramujos aportan fortaleza, belleza y protección.

Otros miembros de la familia de las rosas, como la manzana, el endrino y el espino, también son poderosas plantas aliadas para el trabajo de magia.

HIERBAS NUTRIENTES CON UNA CONEXIÓN A TIERRA

Cuando trabajamos con hierbas potentes y estados enteogénicos de consciencia, es importante mantener nuestros cuerpos fuertes y nutridos como recipientes adecuados para la medicina espiritual herbal. Mantener un consumo saludable de alimentos y observar una dieta prescrita antes de participar en cualquier medicina espiritual de planta mayor, motiva una experiencia más efectiva y menos incómoda. El fortalecimiento del cuerpo y la mente también puede lograrse mediante el trabajo con ciertas hierbas curativas como parte de nuestro plan de bienestar regular.

Las hierbas nutritivas son altas en nutrientes, minerales y enzimas. Alimentan el cuerpo a nivel celular y le dan la fortaleza que necesita. El amor de hortelano, el diente de león, las ortigas, la paja de avena y las hojas de frambuesa roja son grandes opciones. También limpian y desintoxican el cuerpo con gentileza. Puedes tomarlas a diario como infusión; permite que el líquido repose por la noche para hacerlo extrapotente y para extraer todos los minerales.

Cuando nuestro cuerpo está adecuadamente nutrido nos sentimos mejor, tenemos más energía y podemos combatir mejor la enfermedad y las infecciones. Esto también aplica a nivel espiritual. Cuando el cuerpo está fuerte, el espíritu está fuerte y no es tan susceptible a la influencia exterior. Al alimentar, nutrir y cuidar nuestro cuerpo, nos establecemos en él y somos más conscientes de nosotros mismos.

Las plantas venenosas nos despiertan y nos abren a energías y a fuerzas espirituales primitivas y a veces peligrosas. El equilibrio es clave, como lo es en todas las cosas. Incorporar un régimen de plantas benéficas aliadas para obtener salud y bienestar hace que nuestra relación con otras plantas aliadas funcione con mayor efectividad. También nos pone en comunicación con nuestro cuerpo, lo cual es importante para cualquier práctica espiritual y de sanación.

Recuerda que "venenoso" no siempre significa "mortal" y que nuestras aliadas siniestras están dispuestas a enseñarnos muchas cosas. Debemos esforzarnos por comprender a cada planta aliada como individuo y emplearla de manera segura y efectiva, en combinación con otras hierbas que mejoren los efectos deseados y reduzcan los potenciales efectos secundarios.

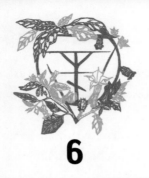

6

Compendio y *prácticum* de rituales

Crear una práctica para la senda de los venenos

*E*xisten muchas maneras de llegar a comprender a las plantas de la senda de los venenos, sus espíritus y su acción en la consciencia humana. En este capítulo veremos algunas de las formas en que podemos trabajar con estas plantas y llegar a entenderlas a través de fórmulas y rituales. Muchos practicantes utilizan una combinación de las fórmulas y rituales descritos aquí y, ciertamente, ningún practicante de la senda de los venenos está limitado a ellos. Este es mi intento por describir solo algunos de los más comunes y cómo se relacionan con la senda de los venenos.

TIPOS DE PRACTICANTES

La senda de los venenos es como un relámpago que se divide en muchas ramas. Si bien los que siguen la senda representan toda la diversidad de la humanidad, han emergido ciertos caracteres o tipos de practicantes. Estos no son títulos o categorías reales; no es mi deseo crear etiquetas o recipientes para ninguna persona o planta, y no creo que los espíritus lo permitirían. Esto es simplemente informativo para examinar las maneras en que los practicantes se han unido a la senda con el fin de apreciar la amplitud y dimensión de su alcance.

La bruja enteogénica

Durante la Edad Media, muchas plantas nocivas ganaron cierta reputación por estar asociadas con el Diablo. Sus propiedades alucinógenas y venenosas dieron origen a su siniestra reputación y conexión con la brujería. Estas eran plantas usadas para hechizos, invocaciones a los muertos y magia de amor. Su leyenda creció con el tiempo, y plantas como la mandrágora pasaron a ser apreciadas por su capacidad mágica para encontrar tesoros o para facilitar la presencia de espíritus familiares a quien las utilizaba.

Muchos practicantes de brujería tradicional llegan a buscar la senda de los venenos por su familiaridad con estas plantas. Estos individuos, muy versados en el trabajo con ambas manos, que comprenden la conexión entre sanar y herir y que trabajan con fuerzas de oscuridad y de luz, son atraídos por el encanto de estas plantas. La bruja enteogénica usa estas plantas en hechizos y las plantas, comúnmente asociadas con la magia maléfica, están muy dispuestas a ayudar en estas tareas. El Sabbat de las brujas es un tema central en la práctica de la brujería, y el tradicional ungüento volador de las brujas (que veremos más adelante en este capítulo) desempeña una función esencial para que la bruja pueda llegar a la ceremonia. Muchos brujos estudian una variedad de plantas nocivas por sus usos en dichos ungüentos, así como en el trance ritual, el vuelo espiritual y la proyección astral.

El brujo psicodélico o psiconauta

Estos son los viajeros y los transformistas, aquellos que dominan el logro de estados alterados de consciencia. Gran parte de su trabajo devocional y ritual se realiza a través de algún tipo de estado alterado, que alcanzan gracias al uso de una variedad de preparaciones botánicas. Esto no significa que estos individuos siempre estén intoxicados o que necesiten estar bajo la influencia de sustancias para obrar su magia. Herramientas tan simples como usar romero para el enfoque y la memoria o artemisa para los sueños proféticos, es parte de su repertorio. Existe una gran cantidad de plantas que alteran nuestra consciencia y, sin embargo, nos permiten estar en control y acudir a trabajar al día siguiente. No obstante, estos practicantes pueden experimentar alucinaciones intempestivas y, para rituales importantes, pueden emplear aliados enteogénicos más potentes, como cannabis, hongos psilocibios o *Salvia divinorum*. Pueden combinar estos aliados botánicos con otras técnicas, como el ayuno y el ritual, para lograr los deseados estados alterados. Para más información sobre esta área, recomiendo ampliamente *Psychedelic Mystery Traditions* (2015), de Tom Hatsis.

El trabajador de las sombras y el caminante de la muerte

Aunque estas dos categorías son diferentes en cuanto al resultado deseado, ambas utilizan plantas siniestras de manera similar porque aprovechan los poderes de las plantas sobre la vida y la muerte, para hacer más delgado el velo entre los dos mundos, para desprender el espíritu del cuerpo y para invocar las sombras del inframundo.

Estos practicantes tienden a enfocarse en las plantas que, a través de su mito y simbolismo, están asociadas con los poderes de la vida, la muerte y el renacimiento. También son sagradas para las deidades del inframundo y del lado oscuro de la naturaleza. Estas plantas pueden ayudarnos a conectar con estas fuerzas tan malignas y también con la sombra en nuestro interior. Pueden enseñarnos que hay mucho por aprender de la oscuridad y la muerte, y que es solo nuestro miedo lo que nos impide dominar esas fuerzas primitivas. Estas plantas pueden ayudarnos a desbloquear profundas revelaciones dentro de nosotros mismos y, a través de la comunicación con el mundo de los espíritus, nos aportan nuevos conocimientos acerca de la vida y la muerte, la luz y la oscuridad.

El envenenador

El envenenador es parte alquimista, parte mago de plantas y parte toxicólogo, y tiene una profunda comprensión de los componentes activos que están presentes en el interior de las plantas nocivas, y sus efectos en la fisiología humana, específicamente a nivel individual. Son los que preparan las pociones y extraen los alcaloides de las plantas siniestras por el simple placer de su transmutación. Son los científicos locos que experimentan en sí mismos hasta encontrar la dosis perfecta. Crean tinturas y extractos que son lo bastante potentes para actuar, pero lo bastante seguros para poder ser utilizados por un amplio rango de personas. Elaboran medicinas para curar el dolor, ayudar a dormir y calmar la ansiedad. Son individuos que resucitan las maravillas de estas plantas y las hacen disponibles para el resto de nosotros.

La bruja del amor

Veneficium tiene vínculos con Venus como la bruja reina que preside en todo el conocimiento sobre las plantas. Este es el otro lado de la senda de los venenos. Los afrodisíacos crean una reacción tan poderosa en la fisiología humana y en la química cerebral como los venenos. La bruja del amor puede infusionar plantas como la damiana y las bayas de cubeba en vino o elíxires para elevar las pasiones. Usan plantas psicoactivas como la mandrágora y el beleño por su efecto amoroso. Estas plantas pueden tanto detener el corazón como envolverlo en los fuegos de la pasión. La bruja del amor ejemplifica la espada de doble filo de la diosa, quien es vida y muerte, amor y lujuria. Como ya mencionamos, en tiempos antiguos las palabras para "poción de amor" y "veneno" solían ser sinónimos.

APLICACIONES PARA HIERBAS SINIESTRAS EN FÓRMULAS Y HECHIZOS

Con frecuencia la gente me pregunta cómo incorporar hierbas nocivas en trabajos mágicos. La respuesta es que puedes hacerlo de manera muy similar a como lo haces con cualquier otro aliado herbal. La siguiente sección proporciona inspiración para crear y experimentar con tus propias fórmulas y preparaciones. Las plantas de la senda de los venenos están muy conectadas con la práctica de la magia; por tanto, sus aplicaciones rituales parecen ser infinitas. Cada planta tiene sus propias cualidades, correspondencias y asociaciones espirituales para trabajos más específicos, pero en general son poderosas aliadas que pueden agregar su potencia a virtualmente cualquier trabajo. Deja que las plantas te hablen y no temas experimentar, sin perder de vista el sentido común.

Ingredientes para hechizos

Podemos secar, pulverizar e incorporar hierbas venenosas en trabajos de hechizos, como con cualquier otra hierba.

- ✦ Agrégalas en botellas para hechizos, bolsitas de amuletos o talismanes.
- ✦ Rocíalas para obtener influencia saturnina, oscurecer algo a la vista, esconder acciones o vincular las acciones de otros.
- ✦ Úsalas en trabajos de hechizos para vuelo espiritual, transformación, *maleficia* o magia del clima.
- ✦ Utilízalas para mejorar el poder de otras fórmulas.

Aceites y lavados

Al agregar la influencia siniestra y del otro mundo de estas hierbas en aceites para unción, lavados o espíritus de alcohol, podemos incorporarlas a nuestro trabajo en otras formas.

- ✦ Úsalas para ungir el cuerpo, instrumentos rituales o efigies o para crear un espacio mágico.
- ✦ Utilízalas como dedicatoria para deidades o espíritus específicos.
- ✦ Produce aceites u otras infusiones que contengan las propiedades físicas de la planta.
- ✦ Crea infusiones o esencias energéticas de las plantas.

Esencias florales

Como ya mencionamos, la preparación de hierbas siniestras como esencias florales ofrece una manera segura de trabajar con ellas, incluso a nivel interno. Podemos utilizar estas esencias florales para:

- ✦ Sanación catártica mental y emocional.
- ✦ Procesar traumas.
- ✦ Superar ira y ansiedad.
- ✦ Sanar e integrar la sombra.
- ✦ Confrontar temores.

- Aliviar la pena durante periodos de luto.
- Sanar traumas ancestrales o de vidas pasadas.
- Eliminar apegos.
- Abrir chakras y eliminar bloqueos.

Tintes mágicos

Las plantas nocivas con bayas de colores oscuros, como la belladona y la hierba mora, pueden transformarse en tintes. El material de las plantas nocivas puede mezclarse con fórmulas de tintes existentes para sumar su influencia. Podemos utilizar estos tintes para:

- Escribir peticiones, símbolos, signos y sellos para invocar a los espíritus.
- Escritos de protección, destierro y maldición.
- Teñir y animar huesos con los espíritus de las plantas.

Precaución

Con cualquier infusión líquida o extracto, debes tener cuidado con estas plantas. Incluso los aceites rituales aplicados tópicamente pueden tener efectos no deseados si no son preparados de manera apropiada. Asegúrate de comprender las propiedades de las plantas que pretendes utilizar antes de prepararlas como solución líquida.

Tinturas espagíricas

La tintura espagírica es un tipo de operación alquímica que crea un resultado final energéticamente poderoso y espiritualmente vivo. La palabra *espagírico* proviene del griego antiguo σπάω (*spáō*, "yo extraigo, obtengo") y ἀγείρω (*ageírō,* "yo ensamblo"), que en esencia significa separar una sustancia en sus partes básicas y recombinarlas; *solve et coagula*. Originalmente fue una técnica para separar las propiedades venenosas de una sustancia y extraer y mejorar su eficacia medicinal. Al hacerlo, estamos ejecutando leyes y procesos alquímicos fundamentales que transmutan las sustancias de las plantas con las que trabajamos en algo diferente. Vemos la máxima *"solve et coagula"* en los brazos del Baphomet de Eliphas Levi ilustrando este importante concepto.

Las tinturas espagíricas son efectivas a nivel físico, energético y etéreo. Se hacen en dosis terapéuticas, lo que significa que tienen todas las acciones medicinales atribuidas a su fitoquímica. Su propósito es la exploración enteogénica, la gnosis del espíritu vegetal y la sanación espiritual/emocional. Son conocidas por ser más efectivas medicinalmente en dosis bajas y trabajar de manera sinérgica, toda vez que se mantienen las partes del todo.

Para preparar una tintura espagírica, los alquimistas trabajan para crear la *prima materia,* o materia prima, mediante la concentración de la sal, el azufre y el mercurio del material vegetal. Estos conceptos representan procesos y características físicas, pero también tienen correlaciones espirituales. A través de la transmutación y exaltación de la fórmula, los alquimistas también transmutan ellos mismos.

El alcohol (*menstruum*) usado para elaborar la tintura representa al mercurio, la fuerza transmutativa. El azufre proviene de los aceites volátiles, los alcaloides y otros componentes extraídos del bagazo (material vegetal). El *caput mortem* (cabeza muerta) del extracto es el material de la planta después de haberse extraído y representa a la sal (la cualidad fija).

Una versión simplificada del procedimiento es la siguiente:

1. Prepara un extracto de alcohol del material herbal.
2. Separa el *menstruum* del *caput mortem.*
3. Calcina (carboniza) el material vegetal restante hasta hacerlo ceniza. La ceniza suele calcinarse hasta que adquiere un color gris-blanquecino.
4. Regresa la ceniza (que es la sal) al mercurio (alcohol) y al azufre (componentes extraídos), lo que une de nuevo los componentes después de haber sido transmutados.
5. Deja que la mezcla se haga tintura y luego cuélala. La masa restante de material se conoce como "piedra vegetal", una especie de piedra filosofal de alquimia herbal que se puede reservar y utilizar en varios propósitos alquímicos y mágicos.

La belladona *(Atropa belladonna)* es una planta venenosa. Es capaz de causar la muerte, pero buscamos trabajar con ella para recuperar sus aplicaciones medicinales y trabajar con esta poderosa planta a nivel espiritual. Yo quise crear esta fórmula para ofrecer algo. Al crear una tintura espagírica de belladona, observando los procesos alquímicos y utilizando el tiempo lunar, somos capaces de extraer las propiedades espirituales, mágicas y ocultas de la planta en una fórmula que sea segura, efectiva y fácil de explorar, así como de dosificar.

UNGÜENTOS VOLADORES

Los ungüentos voladores se han vuelto muy comunes. Muchos practicantes actuales cultivan sus propias plantas y experimentan con sus propias fórmulas de ungüentos voladores; ¡es una de las partes más satisfactorias del proceso! Muchas conversaciones se centran en cómo preparar estos ungüentos; incluso hay preguntas sobre dosis y concentración, aplicación y los mejores aceites base para la absorción. Existen numerosas opiniones al respecto, además de muchas personas que ofrecen técnicas que les han funcionado. La siguiente discusión se centra en mis hallazgos personales, derivados de la investigación y la experimentación a lo largo de los años.

Usos de los ungüentos voladores

Los ungüentos voladores son formulaciones enteogénicas, pero estos enteógenos son totalmente distintos a las drogas recreacionales. Tienen un aspecto devocional y se usan durante ritos de iniciación para comulgar con el mundo espiritual. No son las risitas y la elevación placentera del consumidor de drogas recreativas. Son poderosos catalizadores psíquicos capaces de desquiciar la mente, cautivar el alma y liberar el espíritu en una sola noche. Su uso no debe tomarse a la ligera. La apropiada comprensión de cómo trabajar con estas plantas se desarrolla con años de estudio y experimentación, y aun así no están libres de riesgo. Estas plantas les han costado la vida a muchos brujos y etnofarmacólogos experimentados.

Los ungüentos voladores tienen muchas aplicaciones en magia y brujería, incluyendo las siguientes:

Viaje al Sabbat de las brujas. "Viajar" al Sabbat es una técnica visionaria usada por muchas brujas, con y sin la ayuda de ungüentos enteogénicos. La imaginería del Sabbat es de la mayor importancia en la brujería tradicional o folclórica y la fuente de gran parte del conocimiento popular al respecto. Tradiciones enteras se han construido alrededor de los mitos sabáticos; a esto se le llama brujería sabática.

Uso como instrumento iniciático. Tal como en la tradición brujeril medieval, los ungüentos voladores pueden utilizarse para iniciarnos o consagrarnos a deidades/espíritus asociados con la magia/brujería, como Hécate, el Diablo, los dioses astados, la reina de las brujas, las Parcas, Medea o Circe.

Conexión con los espíritus herbales familiares. Estas formulaciones enteogénicas pueden emplearse en meditación y viajes para ayudarnos a conectar con espíritus de plantas.

Honrar y conectar con los Muertos de Poder. Los Muertos de Poder indican el largo linaje de los antepasados de los brujos. Los ungüentos voladores tienen una larga conexión histórica con la práctica de la brujería en general y, cuando los aplicamos, estamos siguiendo los pasos de nuestros antecesores.

Preparación del cuerpo y el espíritu para el viaje ctónico. Podemos utilizar un ungüento volador para ungir nuestro cuerpo de manera que pueda ser aceptado en los reinos de los muertos, conocer a espíritus de la naturaleza que habitan en el inframundo y entrar en la presencia de deidades subterráneas.

Invocar o convocar a deidades o espíritus específicos. Muchas de las hierbas usadas en ungüentos voladores son conocidas por su uso para invocar espíritus. Combinadas con los efectos enteogénicos, las correspondencias de esas plantas hacen de los ungüentos un poderoso instrumento invocatorio.

Uso como instrumento de empoderamiento. La aplicación del ungüento inicia un cambio en la consciencia y la vibración, envolviéndonos en el poder del otro mundo. Podemos aplicar un ungüento volador en nuestras manos antes de un trabajo mágico o ritual para cubrir nuestros dedos con el poder oscuro de sus ingredientes nocivos.

Transformaciones. Algunas referencias antiguas mencionan ungüentos del tipo enteogénico en relación con las transformaciones. Esta técnica mágica puede ser empleada para facilitar la curación, recopilar información, recuperar medicina herbal, conectar con otros espíritus o entrar en reinos donde los humanos no somos bienvenidos. La licantropía es una práctica antigua que honra a nuestras partes más primitivas. Los guerreros la usaban como técnica para un mejor desempeño en la batalla, pero también como instrumento chamánico para canalizar la agresividad hacia algo más constructivo.

Aplicación de ungüentos voladores

Al aplicar ungüentos voladores, la cantidad que apliques y dónde la apliques tiene un efecto en su funcionamiento.

Puedes usarlos para ungir tus sienes, tu cuello en la base del cráneo, tu pecho, tus axilas y las plantas de tus pies. Los únicos lugares donde no querrás aplicarlos (solanáceas y otras plantas venenosas) son las áreas sensibles, como alrededor de tu boca, nariz, ojos o genitales. Los componentes químicos se absorberán directamente en la sangre. Mientras más circulación tenga el área, mejor, y cuanto mayor sea la superficie que cubras, más rápido se absorberá el ungüento.

Otra técnica tradicional es primero frotar vigorosamente con las manos el área donde pienses aplicar el ungüento. Esto activa la circulación, lo que genera una mejor absorción. Cuando apliques el ungüento, es conveniente frotarlo para que se absorba. El calor y la fricción de la frotación repetida ayudará a su absorción.

La mayoría de la gente dice que el efecto total del ungüento volador toma entre una y dos horas, pero el tiempo varía entre una persona y otra. A veces notarás los efectos casi de inmediato; en otras ocasiones no notarás los efectos sino después de pasado un tiempo o cuando vayas a dormir.

Ungüentos voladores modernos versus medievales

Los componentes activos en los ungüentos voladores, es decir, los factores que causan efectos que alteran la mente, son los alcaloides de las plantas. (Existe un componente espiritual sinérgico aquí, pero ese no es el punto de nuestra discusión). Los alcaloides surgen naturalmente en una planta como metabolitos secundarios, lo cual significa que no están directamente involucrados en los procesos metabólicos de la planta. Sin embargo, los alcaloides tienen un efecto pronunciado en la química cerebral y en la fisiología humana. Las plantas producen muchos tipos de alcaloides con efectos distintos, pero los que nos interesan son los alcaloides de tropano.

Los alcaloides tropánicos se caracterizan por el anillo único de tropano en su estructura química. Aparecen casi exclusivamente en plantas de la familia *Solanaceae*. Los principales alcaloides tropánicos son la hiosciamina, la atropina y la escopolamina/hioscina. Estos alcaloides tienen varios efectos fisiológicos en los seres humanos y han sido utilizados durante cientos de años con fines medicinales. Sus efectos en la química cerebral y la percepción humana se deben a su acción como anticolinérgicos. Estas sustancias alteran al neurotransmisor acetilcolina que regula el sueño, el estado de ánimo y la función muscular involuntaria; esta es la razón por la que los alcaloides del tropano tienen efectos de alteración de consciencia. Puedes leer más información acerca de los anticolinérgicos, su química y su función en *Herbolario de la senda de los venenos*.

Los ungüentos voladores medievales se caracterizaban por sus propiedades soporíferas (inductoras del sueño). Las visiones y alucinaciones ocurrían durante un sueño o delirio inducido por drogas. Los ungüentos también eran conocidos por tener un efecto amnésico y por causar distorsiones del tiempo. Los relatos que tenemos de estas formulaciones medievales son dramáticos, atribuyendo una naturaleza siniestra a los ungüentos, pero una cosa es segura: los individuos que los usaban experimentaban efectos muy reales y obvios de intoxicación por alcaloides tropánicos.

Entonces, la pregunta es: ¿Por qué los ungüentos voladores modernos son tan diferentes? ¿Por qué las brujas de todo el país no caen en estupor después de aplicarse sus ungüentos? Gran parte de ello se debe a la formulación, así como al temor a excederse en su uso. No obstante, en gran parte se debe a la diferencia entre los aceites portadores que ahora utilizamos.

Las recetas de ungüentos herbales modernos utilizan aceites vegetales y ceras que permanecen en la superficie de la piel. Es por ello que la mayoría de los ungüentos herbales se usan para tratar enfermedades cutáneas y otras lesiones superficiales. Para lograr una mejor penetración en el tratamiento de problemas como el dolor, los herboristas recurren a un linimento que combina una tintura a base de alcohol y un aceite. El alcohol extrae los componentes medicinales de la planta y el aceite actúa como portador, ayudando a impedir que la fórmula reseque la piel.

Los alcaloides tropánicos no se extraen tan fácilmente en aceite vegetal como en otros solventes. Existen algunas excepciones y maneras de superar este contratiempo y el alcohol es una de ellas. Un linimento o cualquier otro intermediario de alcohol combina el poder extractivo del alcohol con la versatilidad del aceite.

La acidez y la alcalinidad del ambiente en que se encuentran los componentes de la planta también tienen una función. Las soluciones ácidas son mejores para extraer los alcaloides a una solución líquida, como el agua o el alcohol, con la adición de vinagre de sidra de manzana, vino o ácido cítrico. Esto puede usarse como método intermediario para ayudar a infusionar los alcaloides en el aceite, en el que son menos solubles. Incrementar la alcalinidad de una solución ayuda a aumentar la absorción transdérmica de los alcaloides, lo cual puede lograrse agregando hollín o cenizas al aceite. Aunque técnicamente los aceites no tienen pH, pueden actuar de maneras que podrían considerarse más ácidos o más alcalinos. Cambiar el pH de una fórmula en cualquier dirección puede ayudar en la extracción. Existen otras opciones con base en plantas buenas para la extracción porque son más alcalinas, como el aceite de coco. Al cambiar el pH agregando un ácido o una base a un solvente, podemos crear una reacción química que facilite y mejore la extracción de los alcaloides de la planta. Algunos aceites vegetales, como el de coco, son más básicos, mientras que la glicerina vegetal actúa como el alcohol. Los ácidos grasos contribuyen a la acidez de un aceite, razón por la que los aceites vegetales y las grasas animales no procesadas son mejores para la extracción. Por ejemplo, la manteca de cerdo y los aceites vegetales no procesados tienen un mayor contenido de ácidos grasos, lo que ayuda a la extracción. La manteca de cerdo también tiene más absorción. Dado que es un producto animal, la absorción transdérmica es más fácil; por ello, las recetas medievales de ungüentos son más efectivas.

En la Edad Media, las únicas opciones de aceites portadores extractores fueron el aceite de oliva y la manteca animal. Estos portadores fueron las bases de todas las preparaciones herbales medicinales. En particular, la manteca animal tiene mucha mejor absorción debido a la similitud entre el ADN animal y el humano, la permeabilidad de los lípidos, etcétera. La manteca animal se comporta más como una sustancia ácida por su contenido de ácido graso. Sospecho que los herboristas medievales usaban material vegetal fresco y lo "cocinaban" en la manteca, pero no puedo sustentarlo y no estoy seguro de que el cocimiento eliminara la humedad que se encuentra en las hierbas frescas y, por tanto, la amenaza del crecimiento de bacterias. Los ungüentos herbales tradicionales debieron estar almacenados a temperatura ambiente durante alrededor de un año.

También vemos a menudo que el hollín se menciona en las recetas medievales de ungüentos voladores. El hollín o las cenizas se usan en fertilizantes para incrementar la alcalinidad del suelo y provienen de madera carbonizada. Agregar hollín a una fórmula debía aumentar su pH. Una fórmula con pH más alto se absorbería más rápido y mejor porque la piel es naturalmente ácida; elevar su pH abre los poros y promueve la penetración del producto que se aplique. Este mismo principio se usa en la actualidad en los productos faciales.

Es así que ahora tenemos ungüentos de optima extracción con un alto pH y podemos ver por qué son más efectivos que los ungüentos elaborados con otros métodos. De igual manera, de acuerdo con los relatos medievales, los ungüentos se aplicaban en todo el cuerpo, no solo en algunas áreas seleccionadas, lo cual incrementaba su tasa de absorción.

En conclusión, al profundizar en lo que sabemos acerca de fitoquímica y ungüentos voladores medievales, podemos identificar los ligeros cambios que se pueden hacer para mejorar las formulaciones modernas. Existen muchas maneras de llegar a un resultado final efectivo, e intentar diferentes técnicas es parte importante de la práctica para la comprensión de la medicina que estas plantas ofrecen. Esto no significa que los ungüentos veganos preparados con productos vegetales no sean efectivos, sino que debemos dar pasos adicionales para lograr que esas fórmulas funcionen como deseamos.

Notas sobre formulaciones y preparaciones

En teoría, los ungüentos voladores son fáciles de hacer y puedes utilizar cualquier técnica para prepararlos. Los ungüentos se preparan mediante la infusión de aceite con material vegetal seco y luego se calienta el aceite con cera de abeja para darle una consistencia más espesa. Puedes agregar aceite de vitamina E o aceite esencial de romero para ayudar a la preservación del ungüento.

Yo uso aceite de semilla de uva porque ya contiene vitamina E y es prácticamente inodoro, pero cualquier aceite vegetal funcionará. También puedes tomar una ruta más tradicional y usar grasa de puerco o de ganso. Yo uso una taza de aceite por onza de material herbal seco.

Al infusionar hierbas nocivas en aceite es importante usar calor, ya que los alcaloides solubles en agua no se extraen con tanta facilidad en el aceite, como sí lo hacen en agua o alcohol. Yo uso el método de baño María para calentar el aceite: combino el aceite y las hierbas secas en un recipiente de vidrio, luego lleno una olla con un par de pulgadas de agua, coloco el recipiente de vidrio en el agua y lo dejo infusionar en el agua caliente de cuatro a seis horas. Después de retirar el recipiente de la olla, lo reservo para que la infusión continúe en un lugar cálido y oscuro durante dos a cuatro semanas, aprovechando tanto el calor como el tiempo. A continuación, cuelo el aceite, exprimiendo cuidadosamente todo el líquido del material vegetal.

Para convertir el aceite en ungüento, uso una o dos cucharaditas de cera de abeja por cada dos cucharadas de aceite infusionado. Más cera producirá una consistencia más espesa, pero yo prefiero un ungüento más suave, con menos cera. Almaceno el ungüento en recipientes de vidrio de una onza; cada uno contiene el equivalente a 3.5 gramos de materia herbal.

Si preparo varias dosis, coloco los recipientes sobre una bandeja para hornear, agrego la cera de abeja en cada uno y coloco la bandeja en el horno a calor bajo. Una vez que la cera de abeja se ha derretido, agrego el aceite infusionado y cualquier aceite esencial, revuelvo las mezclas para asegurar su homogeneidad y las dejo enfriar.

Puedes agregar aceites esenciales a tus ungüentos para aromaterapia o para mejorar la acción del ungüento. Por ejemplo, podrías agregar aceite esencial de artemisa si planeas usar el ungüento para adivinación o para mejorar tus sueños. Puedes agregar aceite esencial de salvia, lavanda, romero o nardo para mejorar las facultades mentales, recordar sueños o tener claridad mental; pueden ayudarte a mantener el enfoque y atraer información del mundo de los espíritus.

Algunos practicantes agregan otros ingredientes a los ungüentos voladores por su magia simpatética. Agregar restos de animales incorpora el poder y la guía del espíritu de dicho animal. Puedes quemar plumas de ganso o de cuervo y agregar las cenizas para incrementar el poder de transvección (vuelo del alma). Se puede añadir piel pulverizada de sapo o de serpiente para facilitar la transformación y por su conexión con el conocimiento oculto y los oficios secretos. (Al agregar restos animales de cualquier tipo, asegúrate de que estén finamente pulverizados y solo usa cantidades mínimas. Estos aditivos ofrecen energía simpatética; cantidades mayores no son necesarias).

Si agregas hollín, debes emplear las cenizas de ciertas maderas por sus correspondencias mágicas. Yo prefiero usar las cenizas calcinadas de los tallos de las plantas que estoy utilizando. Uso una cucharadita de cenizas por taza de aceite y la agrego al aceite infusionado cuando aún está tibio, antes de colar las hierbas. Al emplear las cenizas de la misma planta que estás infusionando, creas un ungüento energéticamente completo, como una tintura espagírica.

❧ Encantamiento de ungüento volador

Escribí este encantamiento mientras preparaba algunos de mis ungüentos voladores, que es cuando los espíritus de las plantas parecen ser más comunicativos. Recibo muchas revelaciones e ideas cuando preparo y mezclo ungüentos de brujas; me conecto con esa corriente de otredad. Se puede cantar este encantamiento durante la creación de un ungüento volador, específicamente durante el proceso de mezclado. Yo siempre revuelvo mi cera y otros ingredientes en sentido contrario a las manecillas del reloj (contra el sol) y me inspira la espiral resultante de aceite de solanácea. También puede usarse como cántico durante un ritual para iniciar el trance para el vuelo espiritual o cualquier otro ritual en que se utilice un ungüento volador.

> *Girando alrededor del torbellino van*
> *a las raíces del árbol de abajo.*
> *Los caídos en la Tierra*
> *ahora nos ayudan a cruzar el estuario.*
> *Nieve sangrienta y gritos de guerra,*
> *alas batientes nos elevan a lo alto.*
> *Por el nocivo bálsamo y el destino que se teje,*
> *a la carne se adhieren nuestros espíritus.*

En el fondo, los ungüentos voladores son poderosas preparaciones botánicas que se pueden utilizar en la práctica ritual y espiritual para obtener profundas revelaciones y sanación. Cuando se emplean para hechizos o adivinación, estos bálsamos pueden ser poderosos aliados. Hay mucho por descubrir en el trabajo de trance y el viaje espiritual, y los ungüentos voladores son uno de los métodos que podemos emplear para alterar la consciencia de una manera deseable para esta clase de prácticas.

Los ungüentos voladores medievales se originaron en la medicina tradicional, pero eran potentes preparaciones químicas que tenían efectos psicoactivos cuando se utilizaban de determinada manera. En la actualidad podemos emplear lo que sabemos acerca de los ungüentos voladores medievales y aplicarles ingeniería inversa para adaptarlos a la práctica mágica moderna. ¡Feliz vuelo!

Más allá del vuelo

Los ungüentos voladores forman parte de la evolución del mito de los brujos y contienen muchos secretos y maneras de trabajar que van más allá del trabajo de trance y del vuelo del alma. Si bien las visiones y las experiencias de vuelo son temas típicos en el debate acerca de los orígenes medievales de "los ungüentos voladores de brujas", son solo el telón de fondo de un debate más profundo sobre las implicaciones de las creencias y las prácticas que rodean al uso premoderno y moderno de estas preparaciones, y lo que podemos extraer de esas creencias y prácticas de un modo novedoso. A menudo, cuando nos abrimos a trabajar con originalidad, también nos abrimos a recibir información de los espíritus de las plantas con más libertad.

Esto no significa que los ungüentos mágicos o "bálsamos de elevación" sean exclusivos de las brujas. Las pomadas, los ungüentos, los bálsamos y los aceites rituales han sido aplicados para una miríada de usos mágicos por diferentes grupos de personas, con propósitos tanto benignos como maléficos. Se usan no solo para el vuelo del alma, sino para la proyección astral, la transformación, la magia y la incubación de sueños. Incluso son utilizados por sus efectos afrodisíacos, como por ejemplo incitar la lujuria para usarla en magia sexual y en trance extático.

Como todos los implementos rituales, el ungüento volador de las brujas es un vehículo para un tipo especial de energía. En este caso, la energía de la transgresión y otredad es la que impregna la congregación nocturna del Sabbat de las brujas. Este es un espacio liminal entre caminar, soñar y la muerte, con el que podemos conectar como medio para alcanzar fuerzas numinosas mayores. Aunque muchas de las características tradicionales asociadas con el Sabbat de las brujas en la Edad Media están influenciadas por la retórica cristiana, cuando vemos hacia atrás y estamos mejor informados, podemos eliminar lo superficial y revelar lo que está debajo. No toda la gente se identificará con las imágenes del Sabbat de las brujas, y existen personas afines a esta congregación de espíritus, pero para muchos de nosotros es a través de la aceptación de estos tabúes que volvemos a nuestra naturaleza más primaria y nos conectamos con lo numinoso.

CONSIDERACIONES PARA EL VIAJE ESPIRITUAL Y EL TRABAJO EXTRACORPORAL

Existen muchas cosas a considerar cuando nos embarcamos en cualquier clase de vuelo espiritual, especialmente con la ayuda añadida de un ungüento volador. Como es el caso para cualquier ceremonia relacionada con plantas, sin importar la intensidad de las plantas o los hongos con los que estemos trabajando, no solo nos abrimos a su espíritu y les permitimos estar dentro y alrededor de nosotros, sino que también nos abrimos a otras fuerzas externas. Para que el espíritu, o una parte de él, deje el cuerpo, necesita un camino a seguir. Esta fisura, puerta, abertura o como sea que se describa es una protección, pero también una desventaja potencial. Si bien podemos formular un ungüento volador para que contenga plantas de protección y apoyo, resulta útil tomar otras acciones para facilitar las transiciones antes, durante y después. Las siguientes consideraciones no pretenden inspirar temor hacia este trabajo, sino proporcionar capas adicionales de consciencia para nuestro ritual, más allá de untarnos una pomada en la piel.

Creación de un límite protector

Al actuar proactivamente y proteger el cuerpo, somos capaces de anclarnos a este mundo, al cual pretendemos regresar al completar nuestro viaje. Existen numerosas técnicas para crear un límite protector o aura alrededor del cuerpo. Este límite simbólico y energético asegura que ninguna influencia indeseada intente perturbar al cuerpo mientras el espíritu está en vuelo.

Crear un espacio mediante la demarcación de un límite, el trazado de un círculo o la colocación de una brújula, son maneras útiles de protegernos y resguardarnos. Esto puede ser tan simple como dibujar un círculo en el suelo o crear un círculo de velas alrededor de nosotros. Cenizas, hollín, carbón, sal negra y tiza negra son mis sustancias preferidas para marcar este tipo de frontera. Las uso, indistintamente, para crear un espacio protector, no solo de las fuerzas externas sino también de las internas, porque nos convertimos en portales al hacer este trabajo. Además, cubrir otros portales, como los espejos, es útil para asegurarnos de que no exista confusión para nosotros y ningún punto adicional de acceso para otros espíritus.

Invocación de espíritus y aliados

Podemos invocar aliados herbales, espíritus familiares y deidades para nuestra protección al viajar en ambos mundos. El ganso, el conejo (la liebre), el cuervo, el búho, la corneja, el sapo, el murciélago, el caballo (la yegua), el mapache y la zarigüeya son poderosos espíritus animales para invocar. En lo personal me gusta trabajar con las valkirias, pues son capaces de atravesar todos los reinos y son feroces protectoras.

Limpieza

La limpieza y la unción del cuerpo con aguas fragantes o perfumes no solo prepara al cuerpo físico sino también al cuerpo espiritual para el vuelo. Cuando empleamos estos rituales, no solo lavamos al cuerpo físico, sino que limpiamos y bendecimos dos veces nuestro espíritu antes de que parta a su viaje.

Lavado del cuerpo

Lavar el cuerpo es un importante paso preparatorio para cualquier trabajo que implique vuelo espiritual, consciencia alterada o viaje chamánico, pero también es útil durante o después de estos trabajos.

Prepara una infusión herbal simple y viértela en una gran tina de agua. Usa tus manos, una pieza de tela o material vegetal para lavar tu cuerpo.

Trabaja en dirección hacia afuera y hacia abajo: comienza por la cabeza, el cuello y los hombros y avanza hacia las extremidades, el torso, las piernas y, por último, los pies.

Las siguientes hierbas son útiles para este tipo de limpieza.

- Abedul: Energía de la diosa, protección, Madre Tierra, Berchta/Perchta/Holda/Venus/Freya, la Cacería Salvaje. El abedul es un árbol de regeneración y quienes lo conocen sabrán que los abedules aman crecer después de que el fuego ha quemado la maleza circundante.
- Artemisa: Energía lunar tranquilizante, energía femenina/de la diosa, propiedades generales de limpieza.
- Milenrama: Hierba de guerrero, protección, coraje, sella agujeros y corrige desequilibrios, ayuda a sellar el aura sin comprometer su permeabilidad (para no quedar encerrados dentro o fuera de nuestro cuerpo).

Limpieza con humo

También puede realizarse una sufumigación (limpieza con humo) antes y después de rituales de vuelo, y es una buena práctica para que la apliques con regularidad, sin importar el trabajo que estés haciendo. Eleva la vibración del cuerpo energético y la energía del ambiente de la habitación/espacio. Apacigua a los espíritus y ayuda a retirar energías estancadas o no deseadas antes de que se intente cualquier tipo de vuelo espiritual.

Entre las hierbas recomendadas para la limpieza con humo se incluyen las siguientes.

- Enebro: Poderosas propiedades de limpieza y protección, árbol del inframundo/Árbol del Mundo.
- Artemisa: Limpieza general, mejoramiento psíquico (ayuda con este tipo de trabajo), asociaciones lunares, ayuda a crear un velo alrededor del cuerpo/espíritu para que podamos pasar inadvertidos.
- Resinas: Todas las resinas son protectoras y limpiadoras. Como ejemplos, podemos buscar copal, incienso y mirra. El copal es placentero y dulce para los espíritus; es muy bueno para llenar el espacio después de la limpieza. El incienso es muy solar; aumenta la vibración y eleva

el estado de ánimo y la energía. La mirra tiene asociaciones lunares y es más terrenal/ctónica; ha sido utilizada en preparaciones funerarias para embalsamamientos y como incienso.

+ Ajenjo: Feroz y protector, especialmente para purgar energía no deseada y liberarse o mantener alejadas a las entidades parasíticas y las pestes astrales; puede prepararse como infusión para baños, para liberarse de influencias indeseadas.

Símbolos protectores

Las solanáceas y otras plantas psicoactivas típicamente utilizadas en ungüentos voladores, suelen asociarse con la regencia planetaria de Saturno. Esto les otorga una propiedad protectora, lo cual es grandioso para romper y crear límites. Comparten esta cualidad con el hollín y las cenizas que, como se ha mencionado, eran ingredientes comunes en las recetas medievales de los ungüentos voladores de las brujas. También pueden agregarse en los ungüentos voladores para oscurecerlos, con el fin de utilizarlos para dibujar símbolos protectores como preparación para un vuelo espiritual.

Uno de los símbolos que uso con frecuencia para vuelos espirituales es la runa *algiz,* que parece el palo de una escoba o una persona con los brazos extendidos. También se asemeja y evoca las imágenes de las valkirias. *Algiz* es extremadamente protectora; no solo invoca la protección divina, sino que nos permite acceder a la transmisión de energías espirituales. También representa el pie de la bruja o el tridente del Diablo, las encrucijadas donde todos los tratos se cierran y donde se inician todos los viajes. Traza esta runa en las palmas de las manos o en los omóplatos, o úsala para marcar los límites del círculo.

Además de marcar el cuerpo con símbolos específicos, puedes usar ungüento volador, hierbas protectoras, tiza, sal o tierra para demarcar el límite del cuerpo dentro del círculo. Puedes dibujar cuatro cruces en las cuatro direcciones para lograr un efecto similar.

Puedes usar bálsamos herbales para ungir el cuerpo, para proteger áreas vulnerables o centros de energía o para trazar símbolos protectores en el cuerpo. También puedes aplicar estos bálsamos en las palmas de tus manos para conferir protección a otros y portar el poder protector de estas plantas al mundo de los espíritus. Las siguientes son buenas opciones:

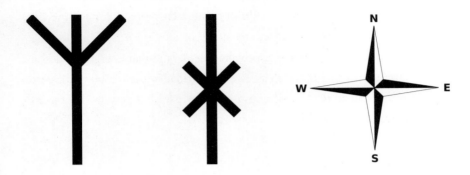

De izquierda a derecha: *algiz*, *hagalaz* y la tradicional rosa de los vientos, que representan las encrucijadas y la direccionalidad vertical del vuelo espiritual

- Caléndula: Hierba solar, buena para la piel, suaviza y cura el aura, aporta luz.
- Pie de león: Hierba tónica curativa, hierba patrona de los herboristas.
- Álamo: Árbol del inframundo, sagrado para Hécate, protege tanto al cuerpo físico como al cuerpo espiritual durante el vuelo; históricamente es un ingrediente común en ungüentos voladores.
- Hierba de san Juan: Hierba solar, equilibra la energía, aporta luz, históricamente es un ingrediente común en ungüentos voladores.

Otras medidas preparatorias

Otra importante consideración es a dónde vas y cuáles espíritus pretendes encontrar. Tener un destino en mente es útil, ya sea el Sabbat de las brujas, el reino de los muertos o el mundo de los sueños. Desde luego, el viaje no siempre se refiere al destino y en ocasiones volamos por el gusto de hacerlo y por los numerosos placeres que genera. Identificar tu propósito te ayudará a determinar el tipo de medidas preparatorias que necesitarás, así como el tipo de herramientas, armas y/u ofrendas que llevarás contigo.

Existen infinitas puertas y obstáculos por superar cuando buscamos algo en el mundo de los espíritus. Cada puerta tiene su propia llave y cada dragón su propia debilidad. Un bastón, una vara, una escoba o un palo para montar al lado del cuerpo es un compañero común para el viajero. El tambor y el cascabel facilitan el estado de trance, mover el espíritu y disipar cualquier energía discordante.

Una escalera de bruja es un objeto oculto tradicional que simboliza tanto a la montura como al árbol que será transitado. Tiene una variedad de formas y puede hacerse con varios componentes. En esencia, es una composición vertical o lineal de cierto número de amuletos atados, por lo regular trece. Pueden ser sacos de talismanes, plumas, huesos, piedras brujas o cualquier cantidad de *materia mágica*. Se anudan a lo largo de una cuerda, que suele tener algún objeto prominente de peso significativo en el extremo inferior. Mi escalera tiene trece sacos negros de amuletos amarrados a lo largo de una cuerda negra, con una pata de cuervo carroñero disecada en el extremo y tres plumas de cuervo colocadas de manera intermitente a lo largo de la línea. La cuelgo sobre mi cuerpo o en el altar y la uso como punto focal para el vuelo. Representa el *axis mundi* y las trece lunas; sirve como escalera para ascender o descender del Árbol del Mundo.

Cuando entramos a los lugares liminales, tenemos que recordar que no somos los únicos espíritus que ocupan ese espacio, y lo usamos como punto de contacto con el resto del multiverso. Tal como las paradas de autobús, los aeropuertos y las estaciones del metro, estos espacios intermedios sirven como lugares de reunión para todo tipo de criaturas y lo mismo ocurre en el otro mundo. No todos los espíritus que encontramos son aquellos que pretendemos hallar y también hay muchos parásitos espirituales que inconscientemente se adhieren a quienes viajan entre estos lugares. El objetivo de la limpieza regular no solo es eliminar apegos, sino impedir que se adhieran, en primer lugar. Siempre es útil contar con apoyo, para lo cual podemos invocar a deidades tutelares, espíritus familiares y otras entidades de los portales para hacer seguro nuestro paso. Otra práctica útil es recolectar tierra de una encrucijada para incorporarla al borde del círculo o recipiente o para crear una encrucijada literal en el área ritual. Esto mejora la naturaleza liminal del círculo y crea una encrucijada simbólica que actúa como vía de acceso para el vuelo espiritual.

Técnicas para el vuelo

El vuelo no necesariamente implica una dirección ascendente; existen muchas maneras de entrar y salir del Árbol del Mundo. Se trata de buscar las maneras que funcionen mejor para ti. Contenemos en nuestro interior las mismas profundidades del cielo nocturno. Como es arriba, es abajo; como es adentro, es afuera.

❧ Detrás de la luna

Visualiza que un vasto cielo nocturno sostiene una luna llena gigante. El cielo ocupa toda tu vista. Siente que eres atraído hacia la luna o, como alternativa, siente que la luna es atraída hacia ti. A medida que la luna se acerca, mantén su plenitud en tu mirada. Mientras mantienes esta imagen, usa el poder de tu voluntad para también intentar mirar detrás de la luna, hacia el lado oscuro. Tratar de mantener estas dos perspectivas simultáneas en el ojo de tu mente podrá parecerte contradictorio; presiona contra esa extraña sensación, sin importar si en realidad puedes ver el lado oscuro de la luna o no. Lo que has de buscar es la sensación contradictoria de elevarte y caer, de moverte y de mantenerte firme en un sitio. Continúa explorando esta sensación en tus meditaciones y mira hasta dónde te lleva.

❧ La caída

Con frecuencia, el vuelo viene disfrazado como la sensación de caer y, de hecho, debemos caer hasta que aprendamos a volar. Acuéstate sobre una superficie plana y hazte consciente de la sensación de la superficie debajo de ti. Puede ser el piso, la tierra, una cama… Hazte consciente de la atracción de la gravedad. Hazte consciente de la sensación de la superficie debajo de ti y en contacto con distintas partes de tu cuerpo. Sintiendo el peso y la consistencia de esta sensación, permítele absorberte hacia abajo en el suelo.

Por lo regular, la practico bocarriba en pose de cadáver, pero también puedes practicarla bocabajo. Además de acostarte, puedes emplear la postura de descenso de los *sami*, para el viaje al inframundo. En esta postura, el viajero yace bocabajo, con la cabeza girada hacia la izquierda y los brazos y las piernas

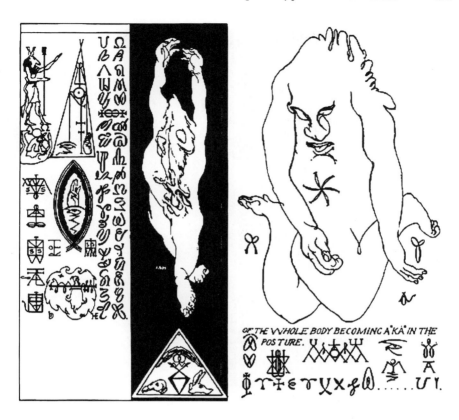

Posturas de muerte para trabajo de trance,
por Austin Osman Spare, de su libro
The Book of Pleasure (1913; 1975)

estirados hacia los costados. El brazo derecho se extiende un poco más que el izquierdo, que permanece más cerca del cuerpo. La rodilla izquierda se eleva hacia el brazo izquierdo, mientras que la pierna derecha solo está un poco doblada. Te ves como si estuvieras escalando un risco.

❧ El colgado

Esta técnica puede emplearse para viajar no solo al otro mundo, sino a varios destinos. Se deriva de las imágenes de la pintura *Hombre colgado*, de Pamela Colman Smith, como uno de los arcanos mayores del tarot Rider-Waite.

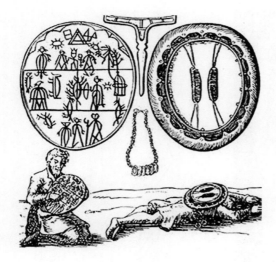

Chamán *sami* en trance, representado en Jarving (2004)

Cuando vemos el simbolismo de esta imagen, notamos numerosas conexiones con el viaje chamánico y el Árbol del Mundo.

En esta postura, el viajero yace recostado de espaldas, bocarriba y con la pierna derecha extendida, la pierna izquierda doblada y la planta del pie izquierdo colocada cerca de la rodilla derecha, creando la forma de un

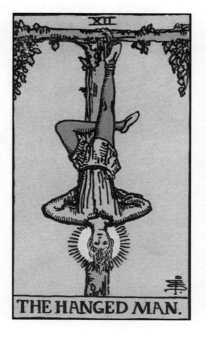

Hombre colgado, de Pamela Colman Smith, para el tarot Rider-Waite; representa una postura de trance chamánico

número 4. Sus manos están en su espalda, en la base de la columna vertebral, una sobre otra. Quizá también tenga el ojo izquierdo cerrado o puede dar un paso más y utilizar algo para cubrir ese ojo por completo.

Hacer tierra

El viaje espiritual puede ser una experiencia desorientadora, así que es importante disponer de algunas prácticas para hacer tierra cuando regreses a la consciencia normal. Esto ayuda a prevenir la sensación de estar todavía fuera de nuestro cuerpo y a traernos de regreso al reino material. Gran parte del enfoque del vuelo espiritual se coloca en las plantas y en las prácticas para ayudarte a lograrlo, pero también existen numerosos aliados y tácticas que facilitan el aterrizaje.

- Papa *(Solanum tuberosum):* Hacer tierra, protección, conexión con la tierra e integración de intensas experiencias espirituales. En su libro *Flower Essences from the Witch's Garden,* Nicholas Pearson explica a detalle los usos de la papa como esencia floral para hacer tierra. Energéticamente y como alimento, la papa nos pone en contacto con la tierra y nos nutre.
- Baños de sales: Toda la sal tiene propiedades purificantes y para hacer tierra, incluso la sal de mar, la sal del Himalaya y las sales de Epsom. Cualquier sal puede disolverse en un baño por sus propiedades para hacer tierra.
- Carbón activado: Úsalo como sal en un baño por sus propiedades para hacer tierra. El carbón activado también puede consumirse internamente: mezcla una pequeña cantidad en un vaso con agua y bébelo. El carbón activado suele venderse como suplemento dietético.
- Carne/proteína, comida grasosa o salada, ¡y CARBOHIDRATOS! Todas las cosas que por lo regular se nos dice que debemos evitar en nuestra dieta, también son las cosas que pueden ayudar a traernos de regreso a nuestro cuerpo y aterrizarnos en los placeres del mundo material después de un viaje en espíritu. Solo recuerda tomarlo con calma; después de salir de un largo ayuno o dieta, comer una pizza entera de queso no te caerá muy bien. Créeme.

SENTARSE CON LOS ESPÍRITUS DE LAS PLANTAS ALIADAS Y LOS ESPÍRITUS DE LA TIERRA

Conocida como *utesitta,* en nórdico antiguo, o *útiseta,* en islandés, la costumbre de "sentarse afuera" (ir a montículos y otros lugares de poder para hacer ofrendas y conectar con los espíritus de la tierra) era común en el norte de Europa. Una persona acudía a alguno de estos lugares de poder a solas, de noche, y hacía vigilia hasta el amanecer, presentando ofrendas y pronunciando encantamientos durante la noche en busca de visitas espirituales. *Utesitta* podía practicarse en cualquier lugar de poder, incluso cruces de caminos, donde se asociaba con la comunión con los espíritus de la muerte (Frisvold 2021, 207).

Entre los pueblos germánicos, sentarse afuera se asociaba con *seidr,* o hechicería profética lograda a través del trance y éxtasis chamánico. Enraizado en una conexión con los espíritus de la tierra, el *völva* (vidente) trabajaba con las Nornas y otras fuerzas primarias para producir cambios y para profetizar (Frisvold 2021, 213). Esta era considerada una práctica femenina; se calificaba como deshonroso que los hombres practicaran la hechicería en la cultura guerrera de los pueblos germánicos. La *seidr,* asociada con la diosa Freya, fue enseñada a Odín, pero incluso él fue ridiculizado por la práctica y llamado *ergi* o "afeminado". Como explica Shani Oates en *The Hanged God:* "Como actividad no enfocada en la guerra ni en la batalla, la *Seidr* se consideraba demasiado pasiva para la participación masculina. Entonces, a pesar del poder y el respeto extremo reconocidos en las practicantes femeninas de *Seidr,* el hecho de que los hombres encarnaran sus secretos tenía el estigma del deshonor" (Oates 2022, 135). Es con gran orgullo que hemos roto con esos constructos misóginos en la actualidad.

El concepto de sentarse afuera puede aplicarse al trabajo con espíritus herbales familiares, espíritus de la tierra y medicina de los espíritus de las plantas, lo cual ofrece poderosas experiencias visionarias y numinosas.

Orígenes de los espíritus de las plantas e interacciones humanas

Los espíritus de las plantas son nuestros ancestros más antiguos y nuestros aliados más leales. Las plantas son los habitantes originales de la Tierra y portan una sabiduría primordial en ellas. Nos proporcionan medicina, nutrición y refugio (observa la miríada de maneras en que interactuamos con las plantas en nuestra vida cotidiana, sin siquiera hacerlo consciente). Si bien la humanidad no siempre ha respetado esta relación con el reino vegetal, al explotar sus recursos, las plantas continúan brindándose a la humanidad. A través de milenios, nuestra relación con las plantas que nos rodean ha influido de manera directa en la evolución de la raza humana. La investigación etnobotánica observa cómo las diferentes culturas han utilizado las plantas en espiritualidad y medicina a lo largo de la historia. Este conocimiento ancestral prácticamente se ha perdido con el surgimiento de la medicina moderna, pero está siendo recuperado por aquellos que respondemos al llamado de la sabiduría de la naturaleza.

La conexión espiritual entre los seres humanos y las plantas es evidente en la mitología. Los mitos del origen de muchas plantas hablan de que surgieron de la sangre de los héroes y las deidades. Algunas plantas tienen un origen divino o infernal en la mitología. También vemos muchos casos de seres humanos que son transformados en plantas y árboles.

CONEXIÓN CON ESPÍRITUS HERBALES FAMILIARES

Es sabido que las brujas se asocian con todo tipo de espíritus para que las ayuden en sus propósitos mágicos: plantas, animales y otros. Estas interacciones, cuando son continuas, se convierten en una relación familiar. Los espíritus familiares son aliados, maestros y protectores de confianza con los que podemos tener relaciones profundas y significativas. Ofrecen poder y sabiduría a cambio de energía, ofrendas y la oportunidad de cocrear con los seres humanos. Esta es una relación mutuamente benéfica que facilita el crecimiento espiritual de ambas partes.

Los espíritus familiares cobran distintas formas y tienen diferentes significados en cada cultura. Incluso aparecen de manera distinta en diferentes practicantes. En la brujería tradicional a menudo toman la forma de un animal, aunque también pueden tomar la forma de una sombría figura humanoide, a semejanza de la bruja, o cualquier otra forma antropomórfica.

Tal como cualquier otro espíritu familiar, los espíritus herbales familiares actúan como maestros y guías. Se manifiestan de diferentes formas, lo cual nos ayuda a aprender y a crecer a medida que elevamos nuestro oficio. La asociación de una bruja con un espíritu herbal familiar suele ser para toda la vida.

Formas de cortejar a un espíritu herbal familiar

- Haz contacto regular con el espíritu de la planta a través de la meditación, el ritual y las ofrendas.
- Ofrece hacer un pacto, llegar a un acuerdo con el espíritu de la planta para trabajar en asociación.
- Prepara un recipiente físico para que el espíritu de la planta contenga su cuerpo físico, energético y espiritual.
- Crea una efigie con las raíces y tallos de la planta para albergar su espíritu. La planta viva es el recipiente más natural para el espíritu herbal.
- Usa recipientes líquidos, como tinturas o infusiones, para transferir el espíritu de la planta a otros objetos.
- Crea glifos y sigilos (sellos) para la planta, usando tinta ritual con el poder del material real de la planta para dibujarlos.

El huerto de la bruja

Cada vez más personas han comenzado a cultivar su propio huerto de brujas con muchas de las plantas sobre las que hemos hablado en este libro. La belleza sobrenatural de estas plantas es innegable. Sus verdes oscuros, sus polvorientos rojos y sus profundos violetas son dignos de contemplar. Pocos lugares tienen más magia que un huerto de brujas bajo la luz de la luna llena. La datura de floración nocturna y las flores de luna liberan su intoxicante aroma dulce, haciendo el lugar perfecto para la meditación y el ensueño de noche.

Las personas que cultivan huertos de brujas llegan a comprender a esas plantas de manera más íntima porque pueden experimentarlas a lo largo de sus ciclos de vida. Comenzar con una semilla y cuidarla durante su ciclo de vida forja un fuerte vínculo. Los espíritus de esas plantas se convierten en familiares dispuestos y tienen mucho que enseñar a aquellos que se les acercan sin temor. Yo recomiendo ampliamente que desarrolles tu propio huerto de brujas si te interesa conocer más acerca de estas plantas. La mejor manera de aprender acerca de sus personalidades proviene de las plantas mismas.

Recipientes para los espíritus de las plantas

Muchos practicantes crean un recipiente que sirva de hogar para sus espíritus herbales familiares. Un recipiente de espíritu herbal actúa como contenedor del poder y la inteligencia de un espíritu herbal familiar. Cuando cosechamos una planta por sus propiedades mágicas, pierde un poco de su fuerza vital y su conexión con el espíritu superior de las plantas porque su conexión con la planta viva ha sido cortada. Un recipiente para espíritu herbal restaura esta conexión y fuerza vital al proporcionar un nuevo contenedor para el cuerpo de la planta, sirviendo como representante de la planta viva. Conservamos estos recipientes en el altar después de haberlos consagrado y animado en rituales. Son contenedores del espíritu de la planta viva y desempeñan una función esencial en los rituales de la brujería herbal, agregando su poder al trabajo de hechicería, potenciando y activando fórmulas y sirviendo como objetos oraculares.

El recipiente del espíritu es mucho más que un contenedor; es un punto de manifestación, un espacio físico de reunión donde el espíritu puede anclarse y extraer energía. El recipiente del espíritu actúa como una batería que crece en poder y conexión a medida que trabajamos con él de manera regular. Al ser el sitio donde nos reunimos con este espíritu vegetal regularmente, el recipiente se conecta más con nosotros y con el espíritu. Puede usarse como punto focal para meditación con el fin de obtener conocimientos del espíritu herbal familiar, de la misma manera como meditaríamos con el espíritu de la planta. Una vez que comenzamos a trabajar regularmente con un espíritu herbal, nos llevará por distintos senderos y nos presentará a nuevos espíritus a través de su propia mitología.

El recipiente de un espíritu herbal tiene su propia anatomía única y cada parte de esa anatomía tiene su propia aplicación que, en conjunto, constituyen el total de su potencial. Está el *Daemon* de la planta, que habita el recipiente, que es una entidad separada que ofrece su propia interacción. Es como el azufre o fuego que da vida al recipiente. Después está el aspecto físico, compuesto por el recipiente y el material vegetal, que nosotros empleamos como instrumento ritual o adivinatorio. Podemos considerar que es la sal. El líquido es su propia entidad, una tintura espagírica combinada con la fuerza vital y la consciencia del espíritu herbal familiar. Este es el mercurio, el agente vinculante que conecta los aspectos físicos y espirituales. Estos tres aspectos combinados y ritualmente preparados crean un instrumento espiritual con vasto potencial.

La creación de un recipiente de espíritu vegetal es una poderosa oportunidad de vinculación que establece una conexión energética y espiritual entre planta y practicante. El proceso puede utilizarse para fortalecer una conexión con un espíritu herbal familiar existente o con el que apenas has comenzado a trabajar. Después de crear el recipiente del espíritu de la planta, habrás trabajado exitosamente con todas las partes de la planta en una capacidad física y espiritual. A lo largo de todo el proceso, canalizarás el genio del espíritu de la planta y actuarás como intermediario vivo para la planta, mientras se encuentre en transición hacia su nuevo recipiente.

Algunos practicantes ingieren la hierba de alguna manera mientras construyen el recipiente. Esto puede hacerse a través de medios usuales que sean seguros y apropiados para la planta con la que estás trabajando. Al hacerlo llevarás las vibraciones de la planta a tu campo energético, de manera que ambos puedan trabajar juntos para crear este objeto sagrado.

Sal: El recipiente físico

El recipiente puede ser tan ornamentado o tan sencillo como lo desees. Vidrio ambarino o coloreado, frascos de cierre a presión o recipientes de barro a prueba de agua, son buenas opciones. Evita las tapas de metal (para el recipiente y durante todo el proceso de preparación) para que la influencia de este material no se transmita al líquido portador. Si vas a usar el recipiente como superficie para adivinación, un frasco grande u otro frasco con superficie lisa funcionará mejor. También ten presente que el vidrio de color es bonito y protegerá al líquido de la luz solar, pero no te permitirá ver el material vegetal que flota en el interior. Esta es una de las razones por las que dejo todas las piezas enteras; me gusta ver su singular carácter flotando en el líquido.

Puedes decorar y adornar el recipiente de acuerdo con tu preferencia personal y tu comunión con el espíritu de la planta. Puedes usar amuletos, glifos del espíritu de plantas, runas vinculantes y otros símbolos de poder. Quizá también consideres cubrir el recipiente con un manto cuando no lo utilices.

Los glifos de plantas son representaciones simbólicas del poder del espíritu herbal que pueden actuar como puntos de conexión con corrientes específicas de energía en meditaciones y rituales. Los glifos se crean de común acuerdo con el genio de cada planta aliada. Puedes usar una técnica sencilla de creación de sellos y los nombres comunes o científicos de la planta para crear un símbolo. Sirven para compartirse y utilizarse para que crezcan en poder. Puedes usar los míos o crear los tuyos.

El recipiente del espíritu de la planta es, en esencia, una versión más compleja del glifo y ambos pueden combinarse para incrementar su poder. Usa el glifo del espíritu de la planta para adornar el recipiente o para incorporarlo en el ritual de construcción. El glifo puede servir como tu propio símbolo para identificar el contenido del recipiente; recuerda: hay poder en las cosas ocultas.

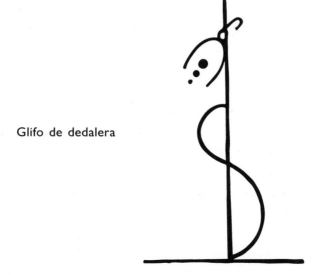

Glifo de dedalera

Puedes activar y dar poder ritualmente al recipiente que crees, colocándolo sobre sellos planetarios y pentáculos en el día apropiado, y quemando incienso elaborado con las influencias planetarias deseadas en mente.

Mercurio, el líquido portador

Al aplicar técnicas de la alquimia espagírica podemos capturar y mantener la firma energética de la planta en líquido. Esta poderosa preparación contendrá la fuerza vital y la consciencia de la planta.

El vehículo líquido se prepara con la cosecha ritual del material vegetal fresco en un día de luna nueva, antes del amanecer. Es entonces cuando los poderes sutiles del espíritu de la planta son más potentes. Acércate a la planta con ofrendas de incienso, leche, miel o vino y deposítalas en su base.

Con un instrumento no ferroso, como una pala de cobre o una vara de madera, traza un círculo alrededor de la planta en sentido contrario a las manecillas del reloj para contener su virtud. Después cosecha las partes aéreas de la planta (flores, tallos y hojas), usando la mano izquierda, como indica la tradición para propósitos ocultos, en la cantidad que funcione mejor para el tamaño del recipiente elegido. No existe una cantidad específica para tu recipiente. Solo recolecta lo que sientas que es adecuado.

Coloca el material vegetal cosechado en el recipiente previamente consagrado. Cúbrelo con vodka y déjalo macerar durante un ciclo lunar completo (en esencia, prepararás una tintura). Después de este periodo, retira el material vegetal y exprime todo el líquido. Coloca el material vegetal en un recipiente de barro y redúcelo a cenizas. Para calcinar mejor las cenizas y reducirlas a sal alquímica, distribúyelas en una bandeja para hornear y colócala en un horno a temperatura alta. Déjalas hornear hasta que su color sea gris claro a blanco. Mezcla las cenizas en el alcohol (*menstruum*) y deja macerar la mezcla durante otro ciclo lunar. Luego cuela la mezcla. Ahora ya tienes una tintura espagírica energéticamente completa que contiene la *tria prima*: sal, mercurio y azufre, un contenedor líquido del poder de la planta.

Para llevarlo un paso adelante, puedes agregar hojas, flores, semillas, tallos y raíces frescas para que todas las partes de la planta, a través de todas sus etapas de vida, estén presentes. Puedes agregar estos componentes de manera individual, como vayan llamándote, como ofrenda para el recipiente del espíritu de la planta. Puedes hacer esto durante una estación entera para crear un elaborado ritual vinculante con este espíritu herbal. Las hojas y las flores se cosechan en verano y las raíces y las semillas durante el otoño.

Incluso si solo tienes material vegetal seco o no puedes recolectar todas las partes de una planta, puedes hacer un recipiente de espíritu vegetal. Si necesitas saltarte el proceso de elaboración de la tintura o no tienes material vegetal adicional para hacerlo, no pasa nada. Siempre que tu recipiente contenga material vegetal y haya sido ritualmente elaborado en acuerdo con tu espíritu herbal familiar, estará bien. Como sucede con casi todo, la intención detrás de nuestras acciones es lo importante. Todas estas sugerencias son capas adicionales de energía y poder que mejorarán el recipiente.

Siempre que el recipiente se mantenga sellado (cuando no agregues o retires líquido) y fuera de la luz directa del sol, la tintura que hayas colocado en su interior podrá durar muchos años. Si lo deseas, puedes agregar una pequeña cantidad del líquido espagírico en alcohol fresco como "iniciador", para repetir el proceso y crear recipientes adicionales de espíritus herbales y trasladarles la misma virtud individual del espíritu herbal.

Azufre: atraer el espíritu al recipiente

Este ritual es solo un ejemplo de cómo atraer el poder del espíritu vegetal a tu recipiente. Quizá te sientas inclinado a dar vida a tu recipiente de una manera totalmente distinta, lo cual depende de tu espíritu herbal y de tus preferencias. Ya debes haber recibido la decisión del espíritu de tu planta de residir allí, antes de construir el recipiente. Solo un espíritu herbal dispuesto lo hará.

Coloca el recipiente al centro del altar, en interior o exterior, durante la luna nueva. Mantén el recipiente abierto durante la primera parte del ritual. Rodéalo de velas y material vegetal fresco o traza un triángulo alrededor.

Entra en estado meditativo e invoca al espíritu de la planta de la manera que consideres apropiada. Mira este ejemplo:

> *De vuelta a los tiempos en que rojo y verde eran uno,*
> *junto al fuego sagrado que nos alimenta a ambos,*
> *invoco a mis hermanos y hermanas verdes,*

junto al fuego oscuro que se enrolla en su interior.
Yo los invoco desde abajo,
junto al sol negro y la luna oculta,
bajo las estrellas que nos hicieron a ambos.
Yo los llamo a este lugar familiar,
para que rojo y verde vuelvan a ser uno.

Clorofila líquida

La clorofila da a las plantas su color verde y les permite transformar la luz solar en energía utilizable a través de la fotosíntesis. En esencia, es la sangre de la planta. La clorofila líquida de grado alimenticio se vende como suplemento dietético. Actúa como antioxidante y tiene beneficios potenciales adicionales. Es de color verde esmeralda oscuro y contiene cobre; ambos son el color y el metal asociados con Venus, regente planetaria del mundo natural y las artes botánicas. Me gusta tomar clorofila como suplemento porque tiene una vibración muy alta y puedo sentir la energía de las plantas cuando la consumo. También puede tener una función importante en la creación y el mantenimiento de un recipiente de espíritu herbal. Al llamar a un espíritu herbal para que entre en el recipiente, agrega unas cuantas gotas de clorofila al líquido que contiene, a manera de ofrenda. Una vez que el espíritu ha entrado en el contenedor, puedes repetirlo con regularidad. La clorofila volverá verde el líquido, si aún no lo es, pero se asentará en el fondo. Puedes decidir agregar o no una gota de tu propia sangre, para que los dos se mezclen.

En este punto, puedes elegir consumir la hierba de alguna manera. Puede ser como esencia floral, aceite de unción, bálsamo, incienso o para fumar.

Si vas a fumar la hierba, comprueba que sea seguro hacerlo (fumar solanáceas está bien). Yo agregaría 0.5 gramos de la hierba a una mezcla de tabaco y la enrollaría, pero en realidad solo necesitas una pizca. Inhala el humo y visualiza/siente que el espíritu de la planta se infiltra lentamente a través de ti. Después, al exhalar, devuelve ese aliento y sopla el humo hacia el recipiente. Repítelo de tres a cinco veces y siente que la energía fluye entre el recipiente y tú.

Para terminar

En este punto, el recipiente está casi terminado. Puedes continuar con más rituales, haz un viaje de espíritu herbal o intenta hacer adivinaciones con el recipiente. Mantenlo en el altar o crea uno. Puedes cubrirlo con una pieza de tela cuando no lo utilices, como lo harías con otros recipientes de espíritus. Saca el recipiente de espíritu vegetal cuando quieras conectar con tu espíritu herbal familiar. Para otros espíritus familiares también puedes crear múltiples recipientes. No olvides agradecer al espíritu de la planta, mantener la comunicación con él y continuar haciéndole ofrendas. Si en algún momento sientes que tu trabajo con ese espíritu vegetal ha terminado, devuelve todo el contenido del recipiente a la tierra.

Para incorporar el poder de tu espíritu herbal familiar, puedes beber unas cuantas gotas del líquido con agua (dependiendo de la planta que estés utilizando); de igual manera, puedes agregarlo a otras pociones o mezclas de incienso para potenciarlas.

Interactúa con el recipiente de espíritu vegetal como lo harías con la planta viva. Cuando le hagas ofrendas y te comuniques con él a través de visiones, el recipiente puede servir como punto de contacto de tu espíritu herbal familiar.

Otros recipientes

Como alternativa, las reliquias de hueso o madera, incluso cráneos animales, pueden servir como recipientes de espíritus herbales familiares. Puedes vivificarlos usando tintas, colorantes y tinturas elaborados con el material de la planta. Guarda estas reliquias en un recipiente consagrado, idealmente una caja de madera marcada con los símbolos sagrados adecuados. Sácalos de su lugar de reposo solo cuando estés en comunión directa con el espíritu herbal familiar. Pueden actuar como objetos oraculares para asistirte en la adivinación y en la comunicación con los espíritus.

Incienso de humo de homúnculo

Usa el humo de este incienso para activar y alimentar recipientes de espíritus de plantas y glifos, así como fetiches de raíz. Mezcla las siguientes hierbas a partes iguales o al gusto:

- Raíz de diente de león
- Baya de enebro
- Hoja de mandrágora
- Resina de opopónaco (u otra resina dulce)
- Pachuli
- Toronjil

MEZCLAS CEREMONIALES

Estas mezclas pueden utilizarse solas o como parte de una ceremonia mayor de medicina herbal. Puedes invocarlas cuando requieras asistencia adicional para facilitar cambios. Puedes infusionarlas en agua y beberlas como té, quemarlas en carbón como incienso o fumarlas en pipa o en papel. Enrolladas en papel, estas mezclas cumplen la doble función de invocar aliados vegetales y usar el humo para dirigir tu intención y mover la energía.

Limpieza y purificación

Té y mezcla para fumar para eliminar energía estancada de baja vibración, espíritus de enfermedad e influencias no deseadas. Mezcla partes iguales de las siguientes hierbas:

- Artemisa
- Escutelaria
- Hierbabuena
- Hojas de frambuesa
- Lavanda
- Salvia

Cambio de energía y apoyo

Té y mezcla para fumar para elevar la energía, el estado de ánimo y la vibración como apoyo durante una ceremonia. Mezcla partes iguales de las siguientes hierbas:

- Hierba gatera o menta gatuna
- Gordolobo
- Pasiflora
- Toronjil
- Tulsi o albahaca sagrada
- Flor de cannabis o aceite de CBD (opcional)

Mezcla secreta para fumar del embaucador

No debe beberse como té; úsala solo como mezcla para fumar o incienso para abrir los sentidos sutiles al trabajo psíquico y la comunicación con los espíritus. Esta mezcla también puede usarse en ceremonias para mejorar los efectos de otras medicinas herbales. De igual manera, puede emplearse para el ritual de Eliminación de apego de entidades con datura (página 202).

- 0.5 gramos de sombrero de *Amanita muscaria* (en polvo)
- 0.5 gramos de *Datura stramonium*
- 0.5 gramos de escutelaria
- 0.5 gramos de flor de loto azul

Ofrendas de humo para los espíritus: incienso estigio

Resucité esta fórmula de entre los muertos. Fue específicamente creada para traficar con ellos. Está inspirada en la antigua mitología griega y en el barquero Caronte. Contiene hierbas asociadas con cementerios y que se sabe que crecen ahí, incluso orégano de Creta, gordolobo y lechuga silvestre, entre otros necrobotánicos. También contiene las semillas enteogénicas del beleño negro, una hierba históricamente conectada con los reinos de los muertos, en específico con los ríos que se dice que allí fluyen. Este incienso sirve como medio de manifestación, así como para aportar un componente visionario. Úsalo para invocar espíritus de los muertos o para viajar a su reino. Quema pequeñas cantidades para honrar a los muertos y como ayuda en rituales necrománticos.

Mezcla las siguientes hierbas a partes iguales o al gusto:

- Artemisa
- Hojas o semillas de beleño
- Escutelaria
- Lechuga silvestre
- Orégano de Creta
- Pachuli
- Verbena

ACEITES CTÓNICOS PARA UNCIÓN

Los espíritus ctónicos son los espíritus de la Tierra, los espíritus terrenales, los espíritus ancestrales de los muertos y los espíritus familiares. También comprenden los espíritus infernales o goéticos, los ángeles caídos, las entidades conectadas con antiguas creencias y las deidades primitivas. Cada uno tiene virtudes o áreas de experiencia únicas a las que es posible acceder en rituales con el empleo de fórmulas preparadas con hierbas, resinas y aceites que correspondan a cada espíritu. Estos espíritus tienen interesantes conexiones con las plantas de la senda de los venenos y es por eso que aquí incluyo fórmulas para conectar con ellos.

Invoca la energía de cada espíritu cantando sus nombres asociados y enfocándote en el sello o sigilo apropiado. Después, quema el sigilo, recolecta las cenizas e incorpóralas a la base de cada aceite.

Aceite de unción de Lilith

Usa esta mezcla como aceite de unción personal o para objetos rituales para evocar el espíritu de Lilith, Malkah ha Shedim *(Reina de los Demonios) y su legión de hijos. Lilith está conectada con temas de soberanía personal, empoderamiento sexual, dominación, envío de sueños/pesadillas, ruptura de lazos, súcubos y vampirismo psíquico. Ella es una aliada* queer *y enemiga del patriarcado y de todo lo que representa.*

Mezcla los siguientes ingredientes en un aceite base de tu elección, usando solo unas cuantas gotas de los aceites esenciales y la tintura, y una pizca de eléboro y semillas de amapola.

- Aceite esencial de casia
- Tintura de sangre de dragón
- Resina o aceite esencial de mirra
- Aceite esencial de ylang-ylang
- Una pizca de hojas de eléboro
- Una pizca de semillas de amapola
- Cenizas de símbolos asociados con Lilith
- Aceite base de tu elección

Aceite para unción de Lucifer

Mezcla mercurial creada para conectar con el Portador de Luz, el maestro rebelde de la humanidad. Úsalo para invocar los espíritus del aire y para magia que implique iluminación, rebelión, trabajos innovadores, superar la opresión y el poder oculto.

Mezcla los siguientes ingredientes en un aceite base de tu elección:

- Semillas y/o aceite esencial de hinojo
- Hojas y/o aceite esencial de laurel
- Hojas y/o aceite esencial de limoncillo
- Hojas o tintura de mandrágora
- Cenizas del sigilo de Lucifer
- Aceite base de tu elección

Para esta mezcla, yo suelo infusionar las hierbas (secas y a partes iguales) en el aceite base y luego agrego aceites esenciales de las mismas plantas cuando divido el aceite en botellas más pequeñas.

Aceite para unción de Astarot

Usa este aceite de unción para invocar a Astarot, espíritu patrono de las actividades ocultas, la fuerza demoniaca que garantiza conocimiento del pasado, el presente y el futuro. Astarot ayuda en todas las actividades intelectuales al enfocar la mente en la intención del practicante. También se le pueden hacer peticiones en rituales de magia de amor. Usa este aceite para ungir velas, sellos y el cuerpo como aceite de unción general para conectar con este espíritu.

Mezcla los siguientes ingredientes en un aceite base de tu elección:

- Resina y/o aceite esencial de alcanfor
- Flores y/o aceite esencial de hibisco
- Polvo de raíz de lirio
- Cenizas del sello de Astarot
- Aceite base de tu elección

Aceite para unción de Stolas

Stolas está convirtiéndose rápidamente en un espíritu familiar favorito de los brujos modernos. Stolas, quien a menudo aparece con la forma de un cuervo, es conocido por enseñar astronomía y las virtudes ocultas de las piedras y las hierbas, lo que lo convierte en un perfecto aliado para el practicante de magia. Usa este aceite para ungir velas, sellos y el cuerpo, y como aceite de unción general para conectar con este espíritu.

Mezcla los siguientes ingredientes en un aceite base de tu elección:

- Aceite esencial de cedro
- Hierba centaurea
- Aceite esencial de sándalo
- Raíz del sello de Salomón (solo unos cuantos trozos en la botella)
- Hierba o aceite esencial de verbena
- Pluma de cuervo, corneja u otra ave negra
- Cenizas del sello de Stolas
- Aceite base de tu elección

Aceite para unción de Azazel

Azazel es un espíritu asociado con la magia, la rebelión, el conocimiento prohibido y la brujería. Azazel fue un ángel caído, uno de los Vigilantes mencionados en el Libro de Enoch. *Azazel y Shemyaza fueron asociados con la caída de los ángeles vigilantes. Azazel fue culpado por eso y por diseminar conocimientos prohibidos. Como espíritu del desierto, se le asocia con el chivo expiatorio del Día de la Expiación Judía. Azazel, el chivo expiatorio, fue usado como recipiente para contener todos los pecados de la gente y fue conducido al desierto como sacrificio (Levítico 16). Se le culpa de enseñar a los seres humanos a construir armas de guerra. También está vinculado con otras artes "perversas", como el uso de cosméticos, la creación de joyas y la preparación de tintes (portar prendas coloridas era una señal de malicia en el* Antiguo Testamento*). Azazel también está conectado con el "Ángel Pavorreal" del pueblo yazidi, un espíritu de gnosis luciferina. Azazel es un espíritu de aire y confiere conocimientos de todo tipo. En brujería, Azazel se asocia con Saturno/Capricornio/el Dios Astado. Su sello es el sello de la inteligencia de Saturno, un planeta íntimamente asociado con la brujería. Como espíritu patrono del conocimiento oculto y de la rebelión prometeica, Azazel es un aliado que está disponible para actividades ocultas. Azazel es un espíritu extravagante y ostentoso que representa la fabulosidad, la cual es objeto de burla por parte de la sociedad convencional. Trabaja con Azazel para conectarte con el Dios Astado y otros patronos de las artes mágicas. Usa este aceite para ungir velas, sellos y el cuerpo como aceite de unción general para conectar con este espíritu.*

Mezcla los siguientes ingredientes en un aceite base de tu elección:

- Aceite esencial de cedro
- Hoja, raíz o tintura de mandrágora
- Aceite esencial de nardo
- Aceite esencial de tanaceto azul
- Hierba de verbena
- Aceite esencial de vetiver
- Cenizas del sello de Azazel
- Aceite base de tu elección

HERRAMIENTAS ÚTILES EN LA SENDA DE LOS VENENOS

Hechizo de protección para botellas de veneno

Desde la fórmula china de los cinco venenos hasta el pútrido *scythicon,* que causaba temor en los corazones de los guerreros antiguos, la humanidad ha desarrollado venenos terribles. La batalla con veneno tiene un componente de guerra psicológica; por ejemplo, los escitas se aseguraban de que toda la gente supiera lo terrible que era morir atravesado por sus flechas envenenadas con *scythicon* antes de que empezara la batalla. En la antigüedad existían reglas y rituales específicos en relación con el envasado y transportación de sustancias venenosas. Muchas de esas reglas eran medidas de seguridad física con propósitos prácticos, pero otras eran más esotéricas, basadas en la creencia de que esas sustancias eran malévolas por naturaleza, capaces de contaminar el aire y de matar a distancia. De aquellos rituales surgió el concepto de la botella de veneno.

Así como una botella tradicional de bruja contiene clavos, pedazos de vidrio, navajas y otros objetos afilados, la botella de veneno se prepara con componentes de naturaleza nociva. Puedes combinar esta técnica con la preparación normal de una botella de bruja, incluso con objetos afilados y tu propia orina para lograr propiedades protectoras adicionales. La idea es llenar la botella con componentes dañinos, peligrosos, mortales y/o afilados y cubrirla con símbolos protectores, destructivos y siniestros. Esto crea un poderoso instrumento apotropaico a través de la magia simpatética y el poder del veneno.

La botella (o frasco) puede ser de cualquier estilo que elijas, pero debe ser un recipiente que se selle por completo, pues su contenido será bastante desagradable.

Una noche de luna nueva comienza a llenar la botella con tus ingredientes, pero no líquidos; no aún. Usa guantes para que no entres en contacto con nada de lo que agregues y límpiate con incienso o aguas perfumadas al terminar.

Sugerencias:

- Insectos y arañas MUERTOS. Piensa en bichos espeluznantes con aguijones, como ciempiés, tijeretas, hormigas, etcétera.
- Víboras, lagartijas, sapos y ranas MUERTOS.
- Piel de serpientes, huesos u otros restos animales.
- Hierbas conectadas con la muerte y el proceso de muerte, como musgo español, setas, raíz de garra del Diablo, trozos de endrino, hierbas recolectadas en un cementerio, etcétera.
- Plantas venenosas; es decir, plantas que sean letales, irritantes, espinosas o afiladas, nocivas, enredaderas; que sean peligrosas de una u otra manera o difíciles de controlar.

✦ Minerales tóxicos (aquellos que no pondrías en agua), como malaquita, selenita, etcétera.

Nota: No mates a ninguna criatura para preparar una botella de veneno. No es necesario y no ayudará a tus trabajos. Solo usa criaturas que ya estén muertas. Como alternativa, dibuja o pinta imágenes de estas criaturas en la parte exterior de la botella o usa material vegetal para representar a las criaturas cuyas energías desees incluir.

Sella la botella y luego entiérrala hasta la siguiente luna nueva.

En la siguiente noche de luna nueva, desentierra la botella. Agrega más ingredientes, si lo deseas, y ahora llena la botella con tu propia orina o con vinagre. Suena asqueroso y se supone que así debe ser.

Entierra o esconde la botella cerca de tu puerta frontal o en algún lugar de tu propiedad. Servirá como protección contra intrusiones no deseadas, actuará como sistema de advertencia y se asegurará de que cualquier cosa que cruce el límite predeterminado desee no haberlo hecho.

En presencia de un enemigo, las botellas de veneno corromperán lentamente todo a su alrededor. Puedes preparar frascos más pequeños para ese propósito, fortalecidos por las preocupaciones personales de la persona objetivo. En lugar de llenar el frasco con orina, llénalo con vinagre, aceite de ricino o aceite mineral. El frasco se esconde en la proximidad del individuo objetivo. Algunas personas estrellarían el frasco en la puerta del individuo objetivo para lograr un efecto dramático, pero por supuesto, no lo apruebo.

ꙮ *Ritual de beleño para descender al* Hel

Este ritual fue creado para un viaje al territorio subterráneo de los muertos, conocido en la mitología nórdica como *Hel*. Este no es un lugar de maldad o tortura como el infierno cristiano. Es un reino de memoria ancestral, de fuerzas creativas primitivas y de los espíritus terrenales. El beleño ha sido asociado con los muertos desde mucho tiempo atrás, específicamente en la comunicación con ellos y en ayudarlos en su transición al otro mundo. Podemos trabajar con este espíritu vegetal como guía en nuestro propio viaje para recuperar conocimiento ancestral o sanación; también para ayudar a un espíritu en su transición hacia la muerte.

Este tipo de viaje no debe tomarse a la ligera y no es para personas de salud pobre. ¡La idea es regresar de la tierra de los muertos cuando hayamos terminado! Lo típico es que hagamos este viaje cuando una terrible circunstancia espiritual requiera la intervención del mundo de los espíritus, y solo como servicio a nuestra comunidad o para ayudar a alguien que lo requiera. Un espíritu, por ejemplo, puede necesitar ayuda en su transición, ya sea porque tiene miedo a continuar o porque está estancado por alguna razón. Al viajar al frente, facilitamos que ellos hagan lo mismo.

Necesitarás:

> 4 monedas grandes
> Sábana blanca
> Quemador de incienso y carbón
> Semillas, hierbas o mezcla de incienso de beleño
> Incienso funerario, como resina de mirra
> Aceites fragantes para unción
> Cenizas (de carbón, incienso, etcétera)

Para este ritual prepararás tu cuerpo de manera funeraria para obtener acceso a los caminos de los psicopompos y las dulas de la muerte. Comienza por encender el carbón en un plato a prueba de fuego o quemador de incienso lleno de arena. Puedes quemar resina de mirra a lo largo del ritual; ingrediente tradicional en procesos de embalsamamiento y ritos funerarios.

Coloca todos los objetos en el suelo, en un área donde puedas acostarte. El primer paso es lavar tu cuerpo, lo que puede significar darte una ducha o usar un trozo de tela y un recipiente con agua para lavarte ritualmente. Una vez que estés limpio, permanece desnudo. Fumígate con el humo de la resina de mirra y aplícate los aceites de tu fragancia preferida. Sumerge tus dedos en la ceniza y úsala para dibujar una representación simbólica de una flor de beleño (tan bien como puedas) en tu pecho.

Comienza a agregar beleño al carbón y, con cuidado, párate por encima del quemador de incienso, con la sábana alrededor de tus hombros (como la capa de un superhéroe). Di:

> *Así como el humo se eleva, mi sombra se elevará
> desde mi cuerpo y se encontrará con la noche.
> Así como me he marcado, los muertos me verán
> entre ellos.
> Maligno beleño, ojo del Diablo, rechazo mi carne,
> mi espíritu vuela.*

Permite que el humo se acumule brevemente bajo la sábana antes de envolver tus piernas y tu torso con ella, como un sudario, manteniendo los brazos libres. Recuéstate en el suelo. Mantén el quemador de incienso a una distancia segura de ti, pero lo bastante cerca para agregar más beleño y mirra mientras entonas estas palabras:

> *Hyoscyamus. Herba insana. Psychopompos chthonios. Spiritus
> meus descendit.*

Sujeta dos de las monedas en tu mano izquierda o guárdalas en el lado izquierdo de tu sudario. ¡No las pierdas porque las necesitarás para regresar! Las monedas son un pago tradicional para los diversos espíritus psicopompos, conocidos por trasladar a los muertos a sus nuevos hogares. Coloca las otras dos monedas sobre tus párpados cerrados. Permanecerás en esta posición de "descanso", envuelto en la sábana y acostado en el suelo, mientras completas tu viaje. Dado que tienes el doble pago y que no estás muerto, podrás regresar de este viaje cuando lo desees.

Continúa cantando, con los brazos a tus costados o cruzados sobre el pecho, hasta que sientas que has logrado un estado de relajación suficiente. Cuando llegues a un punto de silencio, inhala profundo, sostén el aire por diez segundos y luego exhala despacio. Una vez que hayas exhalado todo tu aliento, espera lo más que puedas antes de inhalar de nuevo; presta atención al silencio y a la quietud. Es en este espacio de silencio donde encontrarás la puerta hacia el reino de los muertos.

Hazte consciente de tu paisaje interno. ¿En dónde estás parado? Cada persona percibe distinto el territorio de los muertos y quizá te encuentres a orillas de un río caudaloso, en una cálida pradera iluminada con un brillo dorado o en un vasto páramo de brillantes rocas negras. Sin embargo, percibes ese panorama y sabes que es la tierra de los muertos. El viaje visual que experimentas en este reino será único para ti y la razón de este viaje, en primer lugar. Los espíritus podrán acercarse a ti. Quizá debas realizar alguna tarea o buscar algo. También podrías encontrar a los espíritus de tus seres amados, vivos y muertos.

Cuando sientas que has logrado aquello que tenías que hacer, lleva tu atención a las dos monedas que reposan sobre tus párpados. Hazte consciente de su peso y al hacerlo, hazte consciente del peso de tu cuerpo físico. Retira las monedas de tus párpados y quítate el sudario. Transfiere una moneda de tu mano izquierda a tu mano derecha. Siéntate, con una moneda sujeta en cada una de tus manos, mientras vuelves a asentarte en tu cuerpo.

❧ Hechizo de glamur con belladona

Las solanáceas son conocidas por la cualidad hipnótica de su intoxicación. Han sido utilizadas en la manipuladora magia de amor y en pociones de amor desde la antigüedad, y son famosas por tener efectos afrodisíacos en dosis bajas. En este ritual accederás al verdadero poder de la belladona para hechizar, cautivar y dominar. El propósito es crear un aura irresistible para atraer e influir. También puedes usarlo para pasar desapercibido y meterte en situaciones en las que normalmente no podrías, mezclándote con los demás y haciéndoles sentir cómodos.

Necesitarás:

> 5 velas moradas
> 1 vela negra
> Aceite para unción o ungüento infusionado con belladona
> Material vegetal de belladona
> Piedra o esfera de ónix negro o espejo de obsidiana

Unge las velas con el aceite o ungüento de belladona, aplicándolo de la mecha hacia la base. Coloca las velas moradas en un patrón de pentagrama. Puedes ponerlas en el altar, como punto focal, o en el suelo, en un área amplia para que puedas sentarte o acostarte. Coloca una porción del material vegetal

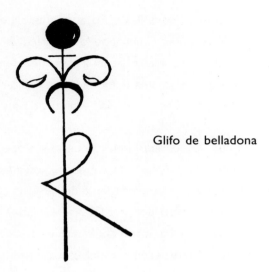

Glifo de belladona

en la base de cada vela; al centro pon el ónix, en cualquier forma que lo tengas. Ahora enciende todas las velas, incluso la negra. Sostén la vela negra y camina alrededor del perímetro del círculo o traza un círculo con tus brazos en el aire, sobre el altar, mientras cantas:

> Dama soberana de la noche, escucha mi llamado,
> capta sus miradas, desvía la luz, cautiva cada uno
>   de mis movimientos.
> En la oscuridad de la noche y la luna más negra, envuelto en
>   una capa de ébano,
> hoja afilada y nueca girando, al deseo yo evoco.
> Escúchame, antigua planta del destino, por favor
>   concédeme tu poder.
> Llamo a la dama de la puerta de la muerte,
>   muéstrate dentro del círculo.

Coloca la vela negra dentro del círculo de velas moradas y unge tus sienes, tercer ojo, corazón y muñecas con aceite de belladona. También puedes trazar el glifo de belladona en tu cuerpo con aceite, ungüento, ceniza u otro pigmento. Si el círculo es lo bastante grande, entra con cuidado en él y toma la piedra negra/esfera/espejo. Imagina que una llama violeta-negra emana de las velas hasta la piedra y luego hacia ti. Canta las siguientes palabras hasta que alcances un estado de trance o hasta que las velas se consuman:

> *Atropos kthonios, herba lamiarum, herba diaboli invoco en noctum est.*

Después, guarda la piedra negra/esfera/espejo en un lugar seguro, lejos de la luz solar y envuelto en una tela, dentro de una bolsa o en una caja. Solo saca el objeto por la noche, durante la luna nueva, para recargar el hechizo repitiendo ambos cantos y sujetándolo. Unge las palmas de tus manos con aceite de belladona o bárrelas con material vegetal de belladona antes de retirar el objeto de su contenedor. Del mismo modo, unge las palmas de tus manos y tus sienes antes de interactuar con las personas en quienes deseas influir con tu aura de *femme fatale*.

❧ Hechizo corazón de arpía con belladona

Hechizo para obtener ferocidad y empoderamiento cuando atravieses situaciones difíciles o enfrentes oposición.

Uno de los nombres comunes para la *Atropa belladonna* en lenguajes germánicos es baya de valkiria (*walkerbeere*) o árbol de valkiria (*walkerbaum*). En la mitología nórdica, las valkirias son poderosos y feroces espíritus femeninos; después de una batalla, ellas llevan a la mitad de los guerreros asesinados a su salón para esperar el *Ragnarök*. Las valkirias están asociadas con los aspectos marciales de la belladona. La planta está asociada con Belona, diosa romana de la guerra, y las bayas fueron utilizadas por los cazadores para incrementar su percepción y su habilidad para la cacería. Hasta el siglo xix, los cazadores alemanes solían consumir tres o cuatro bayas de belladona antes de salir a cazar (Rätsch 2005, 82), una práctica que se decía les ayudaba a cazar como el lobo, un supremo depredador. De hecho, la belladona también era conocida como baya de lobo y muchos otros nombres que la asociaban con el espíritu animal de Odín. La belladona aporta una ferocidad sin igual, activa nuestros instintos y nos impulsa a sobrevivir sin importar el costo.

En este ritual accederás al espíritu guerrero de las valkirias para confrontar enemigos, superar obstáculos y erguirte en tu poder contra las fuerzas adversas de la opresión. Realiza este ritual para obtener vista clara en la oscuridad, para descubrir lo que necesita ser visto o lo que acecha en la oscuridad. Este ritual puede ayudarte a conectar con tus ancestros para obtener fortaleza, resolución y protección divina de espíritus guerreros.

Necesitarás:

> Un tambor o algún otro instrumento de percusión (puede ser una vara que golpees contra el suelo o dos ramas que golpees entre sí)
>
> Belladona en una forma que puedas usar como pigmento (bayas frescas y/o infusión, aceite o ungüento de belladona mezclado con carbón activado)

Este es un ritual muy sencillo y puedes mejorarlo realizando un sacramento enteogénico con anterioridad, consumiendo material de plantas enteogénicas o usando incienso enteogénico, un ungüento volador u otros medios para entrar en trance. Por ejemplo, yo aplicaba ungüento volador de belladona en las plantas de mis pies, mi pecho y la parte posterior de mi cuello para comenzar el ritual, usando técnicas de meditación o respiración para conectar con esta planta aliada. Una vez que hayas logrado un buen estado de trance a través de los medios de tu preferencia, te marcarás para la batalla, para que puedas estar con los espíritus.

Prepara tu pigmento: machaca las bayas para librar sus oscuros jugos o mezcla un extracto de belladona con carbón activado para oscurecerlo.

Toma tu tambor u otro instrumento y tócalo o golpéalo para producir un ritmo cada vez más rápido y alto para elevar la energía. Invoca a los espíritus guerreros a tu fila. Tu intención será incrementar tu nivel de adrenalina y hacer que tu corazón lata más rápido. ¡Piensa que marchas hacia la batalla!

Una vez que sientas que la energía es apropiada, usa tu pigmento de belladona para dibujar la rueda de seis radios o la runa *hagalaz* en el centro de tu pecho o sobre tu corazón. Parece una X con una línea vertical a través de ella (mira la figura en la página 137) y es una de las runas más importantes y poderosas, asociada con la fuerza destructiva del granizo y el inevitable poder de las Nornas.

Mientras trazas las tres líneas de esta runa con tus dedos, visualiza su forma en el ojo de tu mente y entona el nombre de la runa, pronunciando las vocales con profundas exhalaciones: "Haaaaagaaaaalaaaaazzz". Toca tu tambor otra vez, y al hacerlo permítete caer en un ritmo durante unos momentos. Visualiza un espacio abierto, un antiguo campo de batalla. Todos los muertos se han ido y han sido sepultados mucho tiempo atrás, pero tú escuchas los sonidos de la batalla como si ocurrieran en ese momento. Escucha el choque entre las espadas y los escudos. Escucha el azote de los truenos y los relámpagos sobre el campo de guerra, que abren el cielo a una nube de alas pertenecientes a un grupo de guerreras: las valkirias.

Mantén esta imagen en el ojo de tu mente y continúa escuchando el sonido del tambor con el ritmo de tu corazón. Ahora puedes comenzar a pintarte otras marcas. Esto puede quedar a tu intuición; tal vez te sientas guiado a trazar líneas debajo de tus ojos o tu boca, o quizá surja algo más abstracto.

Cuando termines de marcarte, toma tu tambor y continúa tocándolo; permite que eleve la energía que te rodea. Cuando sientas que el ritual comienza a llegar a su final, puedes hacer más lento el ritmo del tambor y regresar a un estado más relajado de consciencia.

Una vez que hayas finalizado el ritual, deja algunas bayas de belladona, aguamiel, vino u otras ofrendas para las valkirias y el espíritu de la belladona.

Nombres/títulos de las valkirias

Esta es una breve lista de las valkirias específicas con quienes me gusta trabajar. Muchos de estos nombres se encuentran en la *Edda poética*.

Brinhildr: Líder de las valkirias; su nombre significa "armadura brillante".

Eir: Asociada con la medicina, la sanación y la herbolaria.

Göndu: Portadora de la vara.

Herfjötur: Poderosa valkiria conocida por su habilidad para colocar "grilletes de guerra".

Hervör alvitr: Una criatura extraña y sabia.

Skuld: Valkiria y también Norna; asociada con el futuro. Su nombre significa "deuda" u "obligación".

❧ Eliminación de apego de entidades con datura

La datura es una poderosa aliada para el retiro de entidades parásitas, apegos de energía dañina y espíritus indeseables. Cuando la incorporamos en rituales de limpieza y purificación, la datura aporta una poderosa habilidad para transmutar las "toxinas" espirituales y sanar las fuentes invisibles de disarmonía.

Para este ritual necesitarás una planta viva de datura en flor, pero, si no tienes una, puedes encontrar otras maneras de incorporar el espíritu de la datura. Puedes realizar este ritual para ti mismo o para otra persona.

Necesitarás:

Una planta viva de datura
Una pequeña cantidad de hojas secas de datura
Quemador de incienso y carbón
Copal u otro incienso o hierbas lunares para ofrenda
Un tazón con agua de lluvia/manantial/luna

Idealmente, todo el ritual debe realizarse a la intemperie. En parte, esto se debe a la necesidad de un área bien ventilada para la datura que quemarás. Sin embargo, puede realizarse en el interior una vez que las flores hayan sido cortadas.

Aproxímate a la planta de datura por la noche, cuando haya florecido. Enciende el carbón y quema el copal u otro incienso como ofrenda para el espíritu de la datura y dile por qué estás allí. Pide ayuda al espíritu de la planta para retirar a esa entidad, diciendo:

Abuela, alguna vez fuiste guerrera.
Luchaste batallas tan viejas que no recuerdas sus nombres.
Ahora eres sanadora, una mujer de medicina.
Esta noche vengo en la oscuridad, seguido por otro.
Te pido que empuñes tu lanza una vez más y entones
    tus cantos de sanación para [nombre de la persona].

Abuela, tú que puedes herir y curar, lucha a mi lado esta noche para vencer a este enemigo.

Recolecta tres flores abiertas de datura, ofreciendo plegarias de agradecimiento y más incienso. (Una vez que hayas recolectado las flores, puedes permanecer en el exterior con la planta de datura o terminar el ritual en el interior, si es necesario).

Agrega una pizca de hojas secas de datura al carbón y permíteles arder, llenando el espacio con el espíritu de la datura.

Sujetando juntas las tres flores de datura, sumerge las corolas abiertas en el tazón con agua. Úsalas para barrer el cuerpo con movimientos de cepillado, al frente y atrás; comienza en la parte superior de la cabeza, avanza a los hombros y los brazos y desciende por el torso y hacia cada pierna, barriendo la energía hacia afuera, como si desempolvaras algo. Mientras lo haces, pide al espíritu de la datura que retire y transmute todas las impurezas, desequilibrios y fuerzas disruptivas.

Cuando termines de barrer el cuerpo, coloca las flores de datura en el tazón con agua y agradece al espíritu de la planta por su ayuda y sanación.

Agrega más hojas secas de datura al carbón. Úsalo con cuidado para trazar el cuerpo entero de la persona, permitiendo que el humo llegue a todas las extremidades. Cuida que la persona no inhale grandes cantidades de humo. Mientras lo haces, pide a la datura que retire todos los bloqueos y que cualquier influencia espiritual dañina se eleve con el humo.

Al terminar, sumerge tus manos en el tazón con agua. Coloca tus manos húmedas a cada lado de la cabeza de la persona y deslízalas con suavidad hacia abajo, salpicando a la persona con el agua. Repite este proceso con cada brazo y pierna. (Si estás haciendo este ritual para ti mismo, usa una mano para recorrer el brazo y la pierna contrarios y viceversa.) Por último, con tus dedos salpica ligeramente el agua sobre el torso y también sobre el suelo alrededor de la persona. Mientras lo haces, pide al espíritu de la datura que ayude a lavar cualquier contaminación y fuerzas malévolas con el agua.

Si sientes que es necesario, puedes repetir cualquier paso del proceso; también puedes repetir todo el ritual para situaciones que requieran persistencia.

Incluso si no puedes realizar alguno de los pasos, puedes realizar partes del ritual con efectividad. Cuando hayas terminado la limpieza con las flores, el humo y el agua, devuelve las flores y el agua restante a la base de la planta viva de datura, agradeciéndole su colaboración y apoyo.

꙳ Amuleto de la noche eterna (para protección solar)

He tenido sensibilidad a la luz directa del sol desde que puedo recordar; escribí este ritual hace unos diez años para crear un amuleto de protección contra la fotosensibilidad y la fatiga, las náuseas y el mareo que produce. Incluyo el ritual en este libro porque he descubierto que trabajar con espíritus siniestros puede, en ocasiones, causar agotamiento y sensibilidad a la luz en el practicante, lo cual es interesante cuando consideramos la acción química de los alcaloides de tropano en la vista. Los alcaloides de tropano tienen un efecto midriático, lo cual significa que dilatan las pupilas y permiten que entre más luz. Esto también funciona a nivel esotérico, al abrir nuestra visión espiritual para ser más perceptivos. Este amuleto proporcionará protección y equilibrio adicionales cuando transitemos entre la oscuridad y la luz.

Para este ritual recurrí a los poderes de los elementos, las torres vigía y los espíritus de la noche, incluso el de la datura, una planta de floración nocturna. El ritual requiere una flor seca de datura, pero también puedes usar un ungüento o aceite de datura para ungir el amuleto, las velas y tu cuerpo. El amuleto puede ser cualquier pieza de joyería o un objeto que puedas llevar contigo. Aún conservo el colgante de plata y labradorita que usé la primera vez que hice este hechizo y lo llevo puesto ahora.

Necesitarás:

>Una pieza de joyería o talismán portátil como amuleto
>Piedras negras o de colores oscuros (suficientes para crear una fila alrededor del altar)
>4 velas color violeta
>2 velas negras grandes
>1 vela blanca grande

Incienso para ofrenda (partes iguales de flores de jazmín, artemisa y ajenjo, molidas hasta obtener una consistencia fina)
1 flor seca de datura recolectada por la noche, preferiblemente durante la luna nueva

Coloca las velas negras a los lados de la vela blanca en el altar. Enciende la vela blanca. Enciende el incienso y mantenlo en el altar, reabasteciéndolo si es necesario, o en el punto más al este del círculo. Coloca las piedras oscuras en los cuartos del círculo o úsalas para crear un límite circular o un círculo más pequeño sobre el altar, si tienes pocas piedras.

Mientras arde el incienso, talla cada una de las cuatro velas color violeta con las runas *algiz* ᚨ e *isa* ᛁ. A continuación, enciende las velas y colócalas en los cuartos del círculo o sobre el altar, si trabajas con un área más pequeña. Coloca el amuleto al centro del altar o póntelo, si puedes usarlo.

Ahora, colócate frente al norte o dirígete al punto norte del círculo y di:

> *Yo invoco al viento del norte, tierra de la mayor oscuridad,*
> *viento frío, viento de muerte.*
> Dame tu poder.
> *Energía de la Tierra profunda y oscura, sombras provenientes de abajo,*
> *otórguenme poder de sus oscuras profundidades.*
> *Uriel de la oscura noche,*
> *proyecta tu sombra sobre este recipiente.*

Vuelve tu rostro hacia el este o dirígete al punto este del círculo y di:

> *Te invoco a ti, elemento aire,*
> *viento del este,*
> *portador de tormentas que ocultan el sol.*
> *Guía la oscuridad hacia mí esta noche,*
> *Raziel, guardián de secretos,*
> *susurra tus encantamientos sobre este recipiente*
> *y que los muy coloridos rayos de Azazel*
> *sean la luz que más brille.*

En el sur:

> Casiel, ven a mí y únete a nuestro círculo de la noche.
> Que tus alas oscuras abaniquen las llamas.
> Viento del sur, llega con cálido abrazo.
> Espíritu saturnal, guardián de la puerta de la noche,
> llama oscura que arde dentro de todo,
> consagra este recipiente con tu oscuridad.
> Fuego elemental, yo te invoco.

Hacia el oeste:

> Gabriel, en el oeste, cuyos vientos invocamos,
> ven a mi círculo desde
> la tierra del sol poniente.
> Elévate sobre negras olas,
> profundas y oscuras como el cielo.
> Bendice este recipiente con tus aguas.

Regresa y párate frente al altar. Enciende las dos velas negras y di:

> Los cuatro elementos, elementos primarios,
> reúnanse en este tiempo oculto,
> transformado bajo el oscuro cielo.
> Diferentes criaturas sin el ojo del sol.
> Vigilantes oscuros de la noche, desciendan.
> Con su poder, denme protección de sombra.
> Por este objeto que porto,
> agua, fuego, tierra y aire,
> alejen las lanzas del sol.
> Mediante Isa y Algiz,
> congelo sus ardientes rayos.
> Yo invoco a la reina de la noche,
> al espíritu de la datura, flor de la luna,
> Hécate y las incontables diosas

de luminarias nocturnas.
Con este amuleto
sienta yo el fresco beso de la noche,
incluso en los días más brillantes.
Que siempre encuentre yo la sombra,
incluso cuando el sol esté en lo alto.

Regresa a la vela violeta en el norte. Sopla o apaga la vela mientras dices:

Espíritus del norte,
en la oscuridad vinieron,
en la oscuridad se van.
Gracias por su ayuda
en mi arte nocturno.

Repite lo anterior con el este, el sur y el oeste, apaga las velas color violeta y luego colócate frente al altar. Sopla o apaga la vela blanca del centro y permite que las dos velas negras se consuman. Retira el amuleto de tu cuello, si lo tienes puesto, y colócalo sobre el altar mientras dices:

Todo comenzó en oscuridad y a la oscuridad ha de volver.

Permite que el amuleto permanezca allí mientras se consumen las velas negras, para que pueda absorber la noche, pero póntelo de nuevo antes de que salga el sol el primer día. Puedes recargar el amuleto tomando las piedras que usaste para crear el círculo y guardándolas en una caja junto con el amuleto, o ponlas en un tazón y cúbrelas con una tela oscura. Coloca la caja/el tazón bajo el cielo nocturno durante tres noches seguidas, llevándolo al interior antes del amanecer y manteniéndolo lejos de la luz diurna durante esos tres días. Después de ese tiempo, puedes sacar el amuleto y ponértelo. Repite la recarga cada vez que sientas que es necesaria.

Bálsamo iniciático de datura y tabaco

En fechas recientes se me pidió crear una fórmula fuerte para un ritual de iniciación en el que solo se usaría una pequeña cantidad de ungüento para dibujar un símbolo en el participante. Entonces preparé algo más fuerte de lo normal. La datura y el tabaco son poderosas plantas aliadas y a menudo se usan juntas. A la datura se le suele percibir como a un espíritu de abuela y al tabaco, de abuelo. Ambas plantas tienen infinita sabiduría ancestral para enseñarnos. Cuando trabajamos con los dos juntos, obtenemos una sinergia muy especial.

Necesitarás:

- 8 gramos de semillas secas de *Datura stramonium*
- 1 cucharada de alcohol (yo usé tintura de datura para darle fuerza adicional)
- 60 ml de aceite infusionado de datura (en proporción 1:1)
- 2 gramos de *Nicotiana rustica* seca en polvo
- 10 gramos de cera de carnaúba
- Una pizca de cenizas

Muele las semillas secas de datura, con cuidado de **no** respirar el polvo. (Recomiendo usar un molino para café que esté reservado para plantas poderosas como esta. ¡No querrás datura en tu café!).

Transfiere las semillas molidas a un pequeño recipiente de vidrio y agrega suficiente alcohol para cubrirlas. (Yo usé una tintura preparada con datura fresca. La proporción de la tintura no era tan importante porque la usé principalmente por su contenido de alcohol y alcaloides adicionales). Permite que las semillas reposen hasta que absorban el alcohol. Agita la mezcla.

Revuelve las semillas remojadas en alcohol en el aceite infusionado de datura. Calienta la mezcla a baño María (se calienta muy rápido con una pequeña cantidad de aceite como esta, así que ten cuidado con la temperatura). Cuando el alcohol comience a burbujear en la superficie del aceite, reduce el fuego y revuelve durante unos minutos. Todos los alcaloides se han extraído, así que solo estarás calentando y mezclando los ingredientes. Después retíralos del fuego.

Permite que el aceite se enfríe un poco, luego agrega el tabaco en polvo y mézclalo. Permite que la mezcla repose hasta que se enfríe. Usando guantes, cuela el aceite. Deberás obtener alrededor de 50 ml.

Coloca un recipiente de vidrio sobre una balanza y mide su peso. Vierte el aceite y anota su peso; debes tener alrededor de 40 gramos. Agrega una cuarta parte de cera (más o menos 10 gramos). Agrega una pizca de ceniza de madera en polvo (madera de horticultura o puedes hacer tu propia ceniza). Calienta a baño María hasta que la cera se derrita. Mezcla bien, vierte en un recipiente para su almacenamiento y déjalo enfriar.

⁕ Rompemaleficios de ruda siria

Este hechizo puede realizarse para romper maleficios o influencias no deseadas en la persona que lo realice. Puede emplearse para desviar el mal de ojo, todas las formas de *maleficia* y cualquier apego espiritual y energético. Desde mucho tiempo atrás, la ruda siria ha sido conocida por sus poderes espirituales. En Paquistán se quema para romper los encantamientos de los *djinn* y para ahuyentar a los espíritus malévolos; en Turquía se utiliza como incienso para eliminar el mal de ojo (Rätsch 2005).

Necesitarás:

4 velas blancas
1 a 2 gramos de semillas de *Peganum harmala*
Quemador de incienso y carbón
Un vaso pequeño con agua salada

Enciende el carbón para el quemador de incienso. Enciende las cuatro velas y colócalas en forma de cruz, contigo al centro. Agrega una pequeña cantidad de semillas de ruda siria al carbón, sosteniendo el vaso pequeño con agua salada sobre el humo. Después, dirige el vaso hacia cada una de las cuatro velas y di:

*Limpiado por las aguas y purificado en fuego. Toda corrupción
y toda mala intención quedan desterradas de mí.*

Ahora, de pie al centro de las cuatro velas, toma una pizca de semillas de ruda siria, colócalas en tu lengua y di: "Besasa". Besasa significa "planta de Bes", una antigua deidad apotropaica egipcia asociada con la ruda siria. Asegúrate de pronunciar el nombre mientras las semillas están en tu boca. A continuación, bebe un sorbo del agua salada, vuelve tu cabeza hacia la izquierda y escupe el agua y las semillas. Repítelo, escupiendo agua y semillas hacia la derecha, atrás y al frente de ti.

Para obtener potencia adicional, puedes colocar sobre el suelo, frente a ti, algo que represente la maldición que se rompe, como un huevo, un cacahuate o una pequeña botella rompible (asegúrate de usar zapatos y de hacer esto en el exterior). Cuando hagas el último movimiento de escupir hacia el frente, da un paso hacia adelante y pisa el objeto contra el suelo. La acción física de romper el objeto, junto con el sonido y la sensación, ayudará a reforzar la intención del hechizo.

Permite que las velas se consuman y deja una ofrenda para el dios Bes. De acuerdo con el fallecido Christian Rätsch, Bes era un espíritu enano que era adorado por los antiguos egipcios como protector. Rätsch decía que estatuillas e imágenes del dios fueron rociadas con semillas de ruda siria para activar sus poderes protectores (Rätsch 2005, 426).

❧ *Autosacrificio del árbol de tejo*

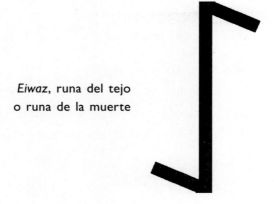

Eiwaz, runa del tejo
o runa de la muerte

El tejo es el árbol de la muerte. Está representado por la runa de la muerte, *eiwaz*, y es uno de los árboles identificados como Árbol del Mundo. Todas las partes del tejo son tóxicas, excepto sus arilos, parecidos a bayas; sus alcaloides se usan incluso en tratamientos contra el cáncer. El tejo está conectado con el mito del dios sacrificado o la muerte chamánica. Para obtener apoyo durante periodos de cambios o convulsión extremos, o cuando se requieran cambios transformadores, podemos acudir al espíritu del tejo para que nos ayude en el proceso de desprendimiento y duelo por partes nuestras y de nuestras vidas que ya no nos aportan nada.

En este ejercicio invocaremos al espíritu del árbol de tejo y sacrificaremos partes de nosotros mismos, como lo han hecho los dioses antes que nosotros. Nos deshacemos de esas partes de nosotros por conocimiento, poder, perspectiva, sanación y crecimiento. Este es un proceso muy individual, pero cada quien tiene cosas que vale la pena sacrificar.

Busca un árbol de tejo. No tiene que estar en un cementerio, pero puede ser así. Siéntate al pie del árbol, de preferencia con la espalda apoyada contra su tronco. Contempla las partes de ti que estarías dispuesto a sacrificar. ¿De qué te desharías con agrado?

Después pregúntate: ¿Hay alguna parte de ti que implicaría un sacrificio demasiado grande? ¿A qué partes de ti o de tu identidad estás tan apegado que te niegas la oportunidad de crecer y transformarte? ¿Qué significan esas partes para ti? ¿Por qué crees que abandonarlas significaría tu muerte?

Encontrar dónde yacen estos temores y lo que está en su raíz te ayuda a comprender mejor tus motivaciones internas, y te da la capacidad de soltar cosas cuando ya no las necesites. El hecho de dejar que algo o alguien se vaya no significa que no pueda regresar. Permitirte ser libre te abre a un potencial mucho mayor.

Las transformaciones más grandes no llegan sin un precio y cuando acudes a los espíritus para ofrecerles aquello que aprecias, ellos toman tus plegarias con más seriedad. Tal vez exista algo que quieras atraer a tu vida, de manera que tienes que hacerle espacio. Quizás haya algo de lo que intentes deshacerte desesperadamente, pero no estás dispuesto a comenzar a soltarlo para que las cosas tomen una nueva dirección. Evoca esas cosas en tu mente y sostenlas frente a ti. Siente la firmeza del árbol del tejo contra tu espalda. Tocar su madera despierta al espíritu en su interior. Pídele que te ayude a deshacerte de esa parte de ti mismo y entrégasela al árbol como ofrenda. Tal vez también decidas realizar una ofrenda de humo, de libación o de una gota de tu sangre para el árbol.

Este puede ser un sitio al cual regreses con el fin de fortalecer tu vínculo con el espíritu del tejo. Desde este suelo fértil, alimentado por los cadáveres de todo lo que has dejado atrás, puedes cultivar el jardín de tus sueños más salvajes.

Recuerda que un sacrificio es un asunto serio, incluso si solo es simbólico para ti. No siempre vemos la magnitud de todo aquello a lo que renunciamos, pero debemos confiar en que al otro lado hay algo más grande que lo que hemos soltado.

La siguiente es una petición que puedes decir cuando te sientas en meditación con el árbol de tejo:

> *Centinela de la muerte, puerta del renacimiento,*
> *formándose en tu cámara interior*
> *deposito aquí todo lo que me ha pasado,*
> *alimentando a los muertos con tus raíces.*
> *Rex nemorensis, dioses sacrificados,*
> *dejo ante ustedes a [nombre/situación/cualidad*
>   *que estás dejando atrás]*
> *para que yo pueda crecer eternamente*
> *de adentro hacia afuera, como un tejo.*

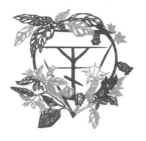

Palabras finales

(espero que no sean las últimas)

La senda de los venenos puede tener muchas facetas, dependiendo a quién le preguntes, y sus ideas pueden incorporarse a tu práctica espiritual de numerosas maneras. El lugar donde me encontraba al inicio de esta senda no es el mismo lugar donde me encuentro ahora y, como ocurre con cualquier ser vivo, crece y cambia con el tiempo y la atención. Una cosa es segura: este enfoque altamente individualista sobre las prácticas de los espíritus de las plantas, la medicina natural y la brujería herbal, nos toca la fibra sensible a todos de una u otra manera. Al atraernos para vernos más de cerca o al sacar a la superficie lo que tememos, se nos da la oportunidad de contemplarnos a nosotros mismos, así como al mundo que nos rodea, de una manera más íntima. Las plantas (y los hongos) en esta senda son espejos y lo que vemos reflejado no siempre es lo que esperaríamos; tampoco es lo que desearíamos que fuera. Podemos adoptar distintos enfoques para explorar la sabiduría y el poder que estos aliados nos ofrecen, ya sea para propósitos clínicos o para actividades espirituales o, como muchos llegan a descubrir, una combinación de ambos.

Esta es mi comprensión y mi gnosis personal. Es el camino sinuoso y a menudo oscuro al que me ha conducido hasta ahora; apenas he comenzado a entender lo que estos hermosos y maravillosos espíritus pueden enseñar a quienes estén dispuestos a dar ese primer paso. Yo soy una voz entre muchas que entonan colectivamente las canciones de estos espíritus de plantas no tan olvidados. No toda la gente elegirá profundizar tanto en la herbolaria oculta o en la medicina de las plantas venenosas; eso es válido. Espero que hayas encontrado algo de valor entre estas páginas; algo que te haya inspirado a pensar distinto acerca de cómo trabajas con las plantas en tu propia práctica. Mi objetivo es presentar ante ti, lector, la idea de que la palabra **veneno** puede tener significados distintos, tal como la palabra **bruja**. Desde mi perspectiva, **veneno** es una señal para indicarnos que hay más por descubrir si decidimos mirar más de cerca y que, si podemos resistir la urgencia de alejarnos de inmediato por temor o desagrado, se nos mostrará una imagen más clara del mundo en el que vivimos y de nuestro lugar en él.

Como hemos discutido a lo largo de este libro, a las plantas de la senda de los venenos se les suele llamar "siniestras", que generalmente significa dañinas. ¿Dañinas para qué o para quién?, te preguntarás. ¿Para el *status quo*? ¿Para tener una comprensión rígida sobre las plantas con las que podemos trabajar y cómo trabajarlas? ¿Para una sociedad que etiqueta y categoriza todas las cosas en un intento por controlar las partes salvajes del mundo? ¿Para una sociedad que ha olvidado que también forma parte de la naturaleza? Si la senda de los venenos me ha enseñado algo, es que las cosas nunca son lo que parecen y que siempre hay algo que acecha bajo la superficie, a la espera de ser descubierto. Como Eva, quien se atrevió a dar ese primer mordisco al fruto de la sabiduría, siempre debemos continuar cuestionando y aprendiendo más.

Como siempre, siniestramente tuyo,
Coby Michael

Obras citadas

Allaun, Chris. 2022. *Underworld: Shamanism Myth and Magic.* Mandrake de Oxford.
Belanger, Michelle. 2004. *The Psychic Vampire Codex: A Manual of Magick and Energy Work.* Weiser Books.
Björn, Albert. 2023. *Icelandic Plant Magic: Folk Herbalism of the North.* Crossed Crow Books.
Boyer, Corinne. 2017. *Plants of the Devil.* Three Hands Press.
_____. 2021. *The Witch's Cabinet: Plant Lore, Sorcery and Folk Magic.* Three Hands Press.
Domínguez Jr., Ivo. 2022. *Presentation on: Dark and Primal Deities and Spirits.* Compartido con permiso.
Emboden, William A. 1974. *Bizarre Plants: Magical, Monstrous, Mythical.* MacMillan Publishing Co.
Folkard, Richard. 1884. *Plant Lore, Legends and Lyrics: Embracing the Myths, Traditions, Superstitions and Folklore of the Plant Kingdom.* Folkard and Son.
Frater Tenebris. 2022. *The Philosophy of Dark Paganism: Wisdom & Magick to Cultivate the Self.* Llewellyn Worldwide.
Fries, Jan. 1993. *Helrunar: A Manual of Rune Magick.* Mandrake de Oxford.
Frisvold, Nikolaj de Mattos. 2014. *Craft of the Untamed: An Inspired Vision of Traditional Witchcraft.* Mandrake de Oxford.
_____. 2021. *Trollrún: A Discourse of Trolldom and Runes in the Northern Tradition.* Hadean Press.
Gary, Gemma. 2021. *The Devil's Dozen: Thirteen Craft Rites of the Old One.* Troy Books.
Gellis, Roberta. 2003. *Lucrezia Borgia and the Mother of Poisons.* Forge Books.

Gibbs, Frederick. 2019. *Poison, Medicine, and Disease in Late Medieval and Early Modern Europe.* Routledge.

Ginzburg, Carlo. 2004. *Ecstasies: Deciphering the Witches' Sabbath.* University of Chicago Press.

Grieve, Maud. 1931. *A Modern Herbal.* Nueva York: Dover Publications.

Hansen, Harold. 1983. *The Witch's Garden* (Traducedo del danés por Muriel Crofts. Título original *Heksens Urtegard*). Samuel Weiser, Inc.

Hatsis, Thomas. 2015. *The Witches' Ointment: The Secret History of Psychedelic Magic.* Park Street Press.

———. 2018. *Psychedelic Mystery Traditions: Spirit Plants, Magical Practices, Ecstatic States.* Park Street Press.

Herman, Eleanor. 2019. *The Royal Art of Poison: Fatal Cosmetics, Deadly Medicines and Murder Most Foul.* Duckworth, Reino Unido.

Hohman, John George. 2010 (publicación original de 1828). *Pow-Wows or Long Lost Friend: A Collection of Mysterious and Invaluable Arts and Remedies, for Man as Well as Animals.* Wildside Press.

Hubbard, Ben. 2020. *Venenos: La historia de las pociones, polvos y asesinos que los utilizaron.* Ilus Books.

Inkwright, Fez. 2021. *Botanical Curses and Poisons: The Shadow Lives of Plants.* Liminal 11.

Jackson, Nigel Aldcroft. 1994. *Call of the Horned Piper.* Capal Bann Publishing.

Jarving, Stein. 2004. "Sámi Shamanism." *Eutopia Adventure*, 16 de junio de 2004.

Konstantinos. 2005. *Nocturnicon: Calling Dark Forces and Powers.* Llewellyn Worldwide.

Lecouteaux, Claude. 2010. *The Secret History of Vampires: Their Multiple Forms and Hidden Purposes.* Inner Traditions.

Lindequist, Ulrike. 1992. Datura. En *Hagers Handbuch der pharmazeutischen Praxis*, 5th ed., 4:1138–54. Berlín: Springer.

Liu, Yan. 2021. *Healing with Poisons: Potent Medicines in Medieval China.* University of Washington Press.

Masha, M.D. Baba. 2002. *Microdosing with Amanita Muscaria: Creativity, Healing, and Recovery with the Sacred Mushroom.* Park Street Press.

Mayor, Adrienne. 2020. *Fuego griego, flechas envenenadas y escorpiones: guerra química y bacteriológica en la antigüedad.* Desperta Ferro Ediciones.

McNeill, William H. 1984. *Plagas y pueblos*. Siglo XXI.

Michael, Coby. 2023. *Herbolario de la senda de los venenos*. Inner Traditions International.

Monmouth, John of. 2012. *Genuine Witchcraft Is Explained: The Secret History of the Royal Windsor Coven and the Regency*. Capall Bann Publishing.

Oates, Shani. 2022. *The Hanged God: Ódin Grímnir*. Anathema Publishing.

Pearson, Nicholas. 2022. *Flower Essences from the Witch's Garden: Plant Spirits in Magical Herbalism*. Destiny Books.

Rankin, Alisha. 2021. *The Poison Trials: Wonder Drugs, Experiment and the Battle for Authority in Renaissance Science*. University of Chicago Press.

Rätsch, Christian. 2005. *The Encyclopedia of Psychoactive Plants: Ethnopharmacology and Its Applications*. Park Street Press.

Rätsch, Christian, and Claudia Müller-Ebeling. 2005. *The Encyclopedia of Aphrodisiacs: Psychoactive Substances for Use in Sexual Practices*. Park Street Press.

Rogers, Robert Dale. 2014. *The Devil May Care: Herbs of the Underworld*. Prairie Deva Press.

Schulke, Daniel. 2018. *Veneficium: Magic, Witchcraft and the Poison Path*. Segunda edición revisada. Three Hands Press.

Sédir, Paul. 2021. *Plantas mágicas, botánica oculta*. Abraxas.

Sidky, Homayun. 1997. *Witchcraft, Lycanthropy, Drugs, and Disease: An Anthropological Study of the European Witch-Hunt*. Peter Lang Group.

Somerset, Anne. 2014. *The Affair of the Poisons: Murder, Infanticide and Satanism in the Court of Louis XIV*. St. Martin's Press.

Stevens, Serita Deborah, and Anne Klarner. 1990. *Deadly Doses: A Writer's Guide to Poisons*. Writer's Digest.

Thompson, C. J. S. 1924 (publicación original de 1899). *Poison Mysteries in History, Romance and Crime*. J. B. Lippincott Company.

Watts, D. C. 2007. *Elsevier's Dictionary of Plant Lore*. Elsevier Inc.

Westbrooks, Randy G., and James W. Preacher. 1986. *Poisonous Plants of Eastern North America*. University of South Carolina.

Williams, Joshua. 2022. *The Green Arte: The Craft of the Herbwise*. Aeon Books.

Índice analítico

abrazar tu sombra, meditación para, 77–78
aceites
  esenciales, 163
  para unción, 188–92
  portadores, 160–64
  rituales, 59
  y lavados, 154
acónito, 45–46, 85–86, 99–102
Aconitum ferox, 14, 36
Adán, 35
adivinación, 104, 114, 125, 135
afrodisíacos, 63–75
aghoris, 14, 30, 36
ajenjo, 102, 169
álamo, 170
alcaloides, 8, 63, 65, 100, 113, 116–17, 125, 152, 156, 159–63, 204
Alejandro VI, papa, 31
Alexipharmaka, 29
aliados botánicos, 99–149. *Ver también plantas específicas*
amanita, 130–42, 187
amor
  bruja del, 153
  coercitivo, magia de, 66
  magia de, 63–75
amuletos, 26, 28–29, 41, 56, 67–68, 69, 84, 89–90, 101, 107, 121, 154, 171, 181, 204–7

ancestros, 23
anemia, 55
ángel
  cabello de, 106
  trompeta de, 63–64
animismo, 11
anís estrella, 46
anticolinérgicos, 160
antimonio, 33
antinomismo, 28
Antonina, Peste, 42
Antonio, San, 37
Apolo, 36
Aqua Tofana, 32–33
Árbol del Mundo, 13, 14, 20–21, 53, 89, 130–31, 140, 168, 171–74, 210–11
arsénico, 33
ars veneris, 69–75
artemisa, 151, 163, 168, 187, 188, 205
ashwagandha, 64–65
ataque psíquico, 40
Atenea, 34
atracción, magia de, 65
Atropa belladonna, 22, 86, 105
Atropa mandragora, 22
Átropos, 22
autosacrificio del árbol de tejo, 210–12
azufre, 144–45, 179–85

Babalú Ayé, 36
Bacon, Alice E., 108
bálsamo vampírico de atracción, 61–63
beleño, 8, 46, 64–65, 67, 103–05, 194–97
belladona, 8, 33, 67, 79, 86, 105–06, 155, 157–58
    hechizo corazón de arpía con, 199–202
    hechizo de glamur con, 197–99
Borgia, los, 31–32
Borgia, Lucrecia, 31–32
Brugmansia spp., 63, 116
brujas y brujería, 12–13, 16–17, 22, 24, 27–28, 151–53
    cacería de, 43
    fuego de, 35
    Sabbat de las, 14, 70, 98, 105, 151, 158, 166, 170
bufonitas, 28–29

cabello de ángel, 106
cacao, 64, 144–45
caída, 172–73
Caín, 35, 53, 93, 107
cálamo, 145
caléndula, 170
cáliz envenenado, 13–15
calmar, 45, 68, 83, 85, 86, 97, 132, 144, 146–48, 152–53
cambio de forma, 49, 51, 158–59
caminantes
    de la muerte, 152
    de las sombras, 17
cannabis, 14, 36, 64
Canopo, rey, 27
cantaridina, 33
carbón activado, 175
celtas, 27
cementerio
    etiqueta para el, 47–48
    trabajo de, 44–48

Cerbero, 44
ceremoniales, mezclas 186–88
cicuta venenosa, 86, 107
cimicífuga, 108
chi, 50
china, medicina, 37–41
Circe, 22, 31, 90
cizaña, 109
Clásico de los cambios, 39
Clemente VII, papa, 100–101
clorofila, 184
Cloto, 22
cohosh negro, 108
colgado, el, 173–75
comida, 175
consciencia galáctica, 24
Consejo de los Diez, 32
contagio, 12, 28–29, 36
contaminación, 28, 42, 203
copal dorado, 46
coralillo asiático, 110
corazón
    abrir el, 68
    de arpía con belladona, hechizo, 199–202
creación, 22, 25, 33, 36, 37
Crisame, 27
crisantemo, 46
ctónicas, plantas, 20–24
ctónico, viaje, 158
ctonígenas, plantas, 89–90
cuesco de lobo o de coyote, 130
culebra negra, 108
Cuscuta spp., 106

damiana, vino con infusión de, 75
datura, 8, 58, 67, 79, 86, 111–18
    eliminación de apego de entidades con, 202–4
    y tabaco, bálsamo iniciático de, 208–9
Datura innoxia, 64

Datura metel, 14, 36
Datura stramonium, 55
dedalera, 85, 118-21
deidades, 17, 24, 92, 158
descender al *Hel,* ritual de beleño para, 194-97
detrás de la luna, 172
Dhampir, 51
Diablo, el, 55, 88, 90-91
   acre del, 94
   aliento del, 63, 115-16
   bastón del, 102
   deuda con el, 94-95
   espinazo del, 122
   huerto del, 90-95
   pincel del, 123
   trompeta del, *Ver datura*
   verde, 93-95
diente de león, 46
dieta, 136-37, 148-49, 175
Digitalis spp., 118
dioses astados, 92
Dominquez, Ivo Jr., 15-16
dosis, 2-3

Edén, jardín del, 24, 35
eitr, 37
eléboro, 26-27
   negro, 121
elementales, 23
empáticos, 118
empoderamiento, 69-70, 158
   del yo, 17
encantamientos, 21, 34-35, 62, 74, 90, 114, 125, 164-65, 176, 204-7, 209-10
Endoconidium tremulentum, 109
endrino, 53-55
enebro, 168
energía vampírica, trabajo con, 50-51
Enrique II, rey, 32
enteogénica, bruja, 151

enteógenos, 8-9, 13, 24, 89
entidades, 16, 18, 19, 24, 202-4
envenenadores, 152-53
epidemias, 42-43
equilibrio, 18-19
ergot, 37
escopolamina, 8, 63-64, 97, 113, 115, 160
espacio físico, 18-19
espino, 56
espíritus
   eliminación de, 58-59
   embaucadores, 92
   de la tierra, 23, 94
   herbales familiares, 158, 177-86
   pestilentes, 42-43
etiqueta para el cementerio, 47-48
Eva, 35
extracorporal, trabajo, 166-75

falsa oronja, 130-32
fanshi, 39
fidelidad, magia de, 66
florales, esencias, 154-55
folklore, 28-29
fórmulas
   aceites para unción, 188-92
   aplicaciones para, 154-57
   conexión con espíritus herbales familiares, 177-86
   herramientas útiles, 192-94
   mezclas ceremoniales, 186-88
   pociones de amor, 63, 71-75
   pomada de datura, 116
   trabajo extracorporal, 166-75
   ungüentos voladores, 157-65
   vampíricas, 59-63
fresno, 52-53
Freya, 176
fuego santo, 37
fuerzas oscuras, 15-19
fuerzas primitivas, 15-17

género, 63
Gerard, John, 102
glamur, magia de, 49, 65–66, 197–99
gordolobo, 46
Gorgonas, las, 34
gu, magia, 37–41
gympie-gympie, 95–96

hacer tierra, 175
Hansen, Harold, 115
Hatsis, Thomas, x, 24, 89, 152
Hécate, 22, 90, 101
hechizos, 5, 13–14, 19, 28, 34–35, 50–51, 56–57, 60–61, 64–65, 71–73, 74, 84, 90, 94–95, 107, 111, 114, 125, 130, 137, 151, 153–57, 164–65, 192–94, 197–202, 204–7, 209–10
herbalismo vampírico, 48–63
herbolaria oscura
    aliadas de la oscuridad, 82–86
    explicación de, 81
    huerto del Diablo, 90–95
    poder de, 94–96
Hércules, 27, 34
Heródoto, 43–44
Hidra, la, 34
hierba
    de la vida, 122
    de san Juan, 56, 170
    mora, 155
hierbas con conexión a tierra, 148–49
higiene espiritual, 29
hilar, 21–22
hilos, 21–24, 105
Hohman, John George, 62
Homero, 26–27
homúnculo, incienso de humo de, 186
hongos, 129–42. *Ver también especies específicas*
hoodoo, 40
huertos, 90–95, 178–79

humanos, restos, 30
Hyoscyamus niger. Ver beleño
Hypericum perforatum, 57–58

iboténico, ácido, 131–32
I-Ching, 39
imperio Romano, 42, 69, 100
incienso, 186
    estigio, 188
intención, 40–41
interdimensionales, entidades, 24
intoxicación, 28
izquierda, camino de la, 5, 17

Jesús de Nazaret, 53
Jezabel, aceite de, 71–73
jimsonweed, 115
Judas, 53
judíos, 43

Kali, 17
kava, 79–80
    infusión eufórica de, 73
kratom, 8–9, 136

Láquesis, 22
lavado del cuerpo, 167–68
Lázaro, 36–37
lenguas de serpiente, 28–29
libre albedrío, 20
Lilith, 35
límites, x, 19, 50, 167, 169
limpieza, 29, 167–69, 186–87
    con humo, 168–69
loto azul, 8–9
luz
    natural, 18–19
    trabajadores de la, 17

magia *gu,* 37–41
maleficium, 27–28

malicia, 40
mandrágora, 8, 63, 65, 67, 72, 104, 151, 153, 186, 190, 192
manos, posturas de las, 80
manteca, 161
manzana, 46
   espinosa. *Ver datura*
marca de Caín, 60–61
Medea, 31, 90
Médici, Catalina de, 28, 32
medicina, 9–10
Medusa, 34
melisa, 146–47
mercurio, 156, 180, 182–83
mezclas
   afrodisíaca para té o para fumar, 74–75
   ceremoniales, 186–88
   para fumar, 74–75, 113–14, 130–31, 146–48, 184–87
miasma, 12, 14, 28–29
Michael, Coby, ix
   amanita y, 135–42
   dedalera y, 118–20
   palabras finales de, 213–14
milenrama, 46, 168
misteógenos, 89
mitológicas, figuras, 33–37
Moiras, las, 20–24
Monotropa uniflora, 124–25
Monvoisin, Catalina, 28
mudras, 80
muerte y morir, 14, 23, 42, 65, 103–4
Muertos de Poder, 158
muscimol, 131–132

naturaleza, el lado oscuro de la, 87–90
necromancia, 24, 45, 121
necrománticas, plantas, 43–44
nivel social, 63
noche eterna, amuleto de la, 204–7
Nornas, las, 20–24
Nostradamus, 32

Nowack, Josef, 111
nutrientes, hierbas, 148–49

Oates, Shani, 177
oculto, lo, 29–30
Odín, 131, 137, 140, 176, 199
Omolu, 36
oneirógenos, 89
oscuridad, 15–17, 87–90

pao zhi, 38
papa, 175
Papaver somniferum, 36
Paracelso, 2–3
Parcas, las, 20–24
Pendell, Dale, ix, 4
perejil, 123
peste, 12–13, 42–43, 101
   Antonina, 42
   Negra, 43, 101
pharmaka, 13
pharmakeía, 13
pharmakis, 38
philosophia toxicum, 10–15
pie de león, 170
pinchazos en los dedos por datura, 117
pipa fantasma, 124–25
pitiágenos, 89
Plinio el Viejo, 27
plomo, 33
plumas, 163
poder, 23, 26, 68–69
polvo de amor picante, 71
posturas, 172–75
   chamánicas, 80
Preacher, James, 108
prima materia, 156
protección
   para botellas de veneno, hechizo de, 192–94
   solar, 204–7
Prunus spinosa, 56–57

psicodélico, brujo, 151-52
psicodélicos, 4-5, 24
purificación, 29, 127, 186-87, 202-4
pythiagen, 24

recipientes para los espíritus de las plantas, 179-86
reina de la noche, 52
renacimiento, 17, 20, 45, 46, 96, 122, 141, 152, 212
resinas, 168-69
Rig-veda, 36
rootworkers, 38
rosa, 47, 56, 64, 147-48
　rompecadenas, 74
Roth, Harold, x, 74
Rubus spp., 54-55, 128-29
ruda siria, 126-27, 209-10
Ruggeri, Cosimo, 32
runas, 169-70

Sabbat de las brujas, 14, 70, 98, 105, 151, 158, 166, 170
sal, 180-82
sales, baños de, 175
Samael, 25-26, 35-36
Sambucus spp., 126
sangre de serafín, 61
Saturno, 17, 22-23, 84, 110, 114, 169, 192
saturninas, hierbas, 84-86
saúco, 47, 126
Schulke, Daniel A., ix, 10, 25, 35-36, 98
secrecía, 26
seguridad, 26
senda de los venenos
　fitognosis a otras modalidades, aplicación de la, 78-80
　herramientas útiles en la, 192-94
　hierbas curativas en la, 143-49
　significado de, 1-6, 11-13
　términos importantes, 7-10

tipos de practicantes, 150-53
senda torcida, 11
sentarse afuera, 176-77
serbal, 53
serpiente, 3, 23-25, 28-29, 34, 35, 41, 131, 139, 163, 193
sexo y sexualidad, 23-25, 32, 64-73, 76-77, 86, 92, 106, 115, 123, 136, 165, 189
Shiva, 14, 30, 36, 45-46, 100, 114
Sidky, Homayun, 43
siempreviva, 47
símbolos protectores, 169-70
solanáceas, familia de las, 22-23, 63-65, 67-68, 97-98, 169
somnitheogen, 24
soplo del vampiro, 60
sueño, 46, 154, 165
superstición, 25, 28-29, 88

tabaco, 22, 44, 47, 88-89, 114, 137, 146-47, 184-85, 208-9
tabú, 24-26, 29-30, 42, 45-47, 49, 54-55, 75-76, 82, 91, 126, 165-66
taitas, 38-39
talismanes, 28-29, 33, 41, 44, 56-57, 84, 101-2, 107, 111, 154, 171, 204
tambores, tocar, 80
tejer, 21-22
tejo, árbol de, 26-27, 47
　autosacrificio del, 210-12
tesalios, 27
Theriaca, 29
Thompson, C. J. S., 35
tierra, espíritus de la, 23, 94
tintes mágicos, 155
tinturas espagíricas, 155-57
Tofana, Giulia, 32-33
tomate, 127
toxicología, 2, 4, 12, 38, 42
trabajo de sombra, 16-19, 75-78, 84

trance, 13–15, 30, 36, 45–46, 64, 66, 79–80, 114, 117, 122, 140, 151–52, 164–66, 170–71, 173–75, 176, 197–201
transgresión, 12, 13, 14, 16–17, 22, 23, 25, 26, 28, 30, 35, 45–46, 49, 54, 55, 91, 94, 165–66
trauma, 67–68, 76
tropano, alcaloides de, 104, 109, 113, 116, 122, 159–63, 204

unción, aceites para, 188–92
unicornio, cuernos de, 28–29
ungüentos, 157–65, 208–9
  voladores, 59, 157–75

valkirias, 106, 141–42, 167, 169, 199–202
vampirismo psíquico, 50–51
vampiro chamánico, 51
varcolac, 51
vellosilla, 123
venefica, 13, 39, 42–80
veneficium, ix, 10, 12, 27, 96, 98, 153
veneno
  envenenadores infames, 30–37
  folklore y, 28–29

historia tóxica del, 26–28
lo oculto y el, 29–30
magia del, 24–26
medicina china y, 38–41
poder del, 95–96
sanación con, 84–86
venenosa, cicuta, 86, 107
venenum, 2, 4, 10, 25
Venus, 10, 153, 168, 184
  artes de, 63–75
viajes, 13, 14, 158
vuelo espiritual, 51, 97–98, 151, 154, 164, 166–75

Westbrooks, Randy, 108
wortcunners, 38
Wyrd, red de, 21, 137

yang, energía, 41
yin, energía, 41
Yggdrasil, 20–21, 53
Ymir, 37
yoga, 79–80

zarzamora, 57–58
zarzas, 53, 128